探索微观世界

首先来认识一下研究室的小伙伴们！

东云（助手）

喜欢旅行

正在挑战跑马拉松

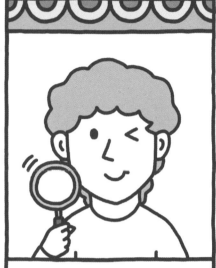

大卫（助手）

来自意大利

参加越野跑时胳膊骨折了

药研堀博士

喜欢咖喱和咖啡

刚患上花粉症

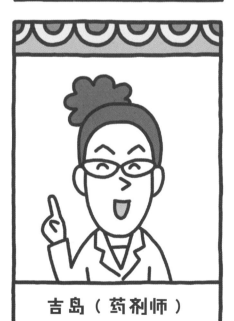

吉岛（药剂师）

博士的研究伙伴

超爱吃章鱼烧

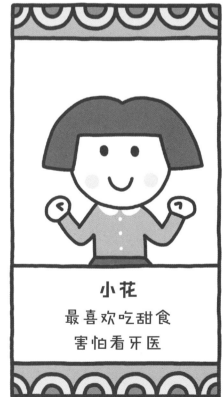

小花

最喜欢吃甜食

害怕看牙医

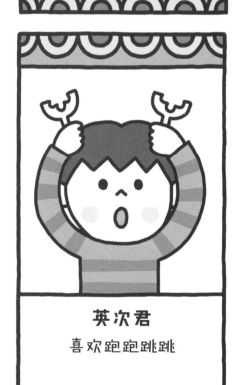

英次君

喜欢跑跑跳跳

作者

［日］西本修

活跃在行业研讨会和博物馆展示指导等多个领域。著有《环游世界谜语图画书》（日本世界文化社）、《不可思议的动物》（日本世界文化社）等图画书。

［日］佐野洋美

从出版社离职后成为自由职业者，策划、编辑、执笔与自然科学相关的儿童书籍。代表作有《浮游生物》《浮游文字》（日本技术评论社）等。

监修专家

［日］坂井建雄

日本顺天堂大学医学部教授。1953 年出生于日本大阪府，毕业于日本东京大学医学部。主要研究人体解剖学，肾脏、血管和间质细胞学，解剖学史，医学史等。著有《人体观的历史》《人体自然志》等。

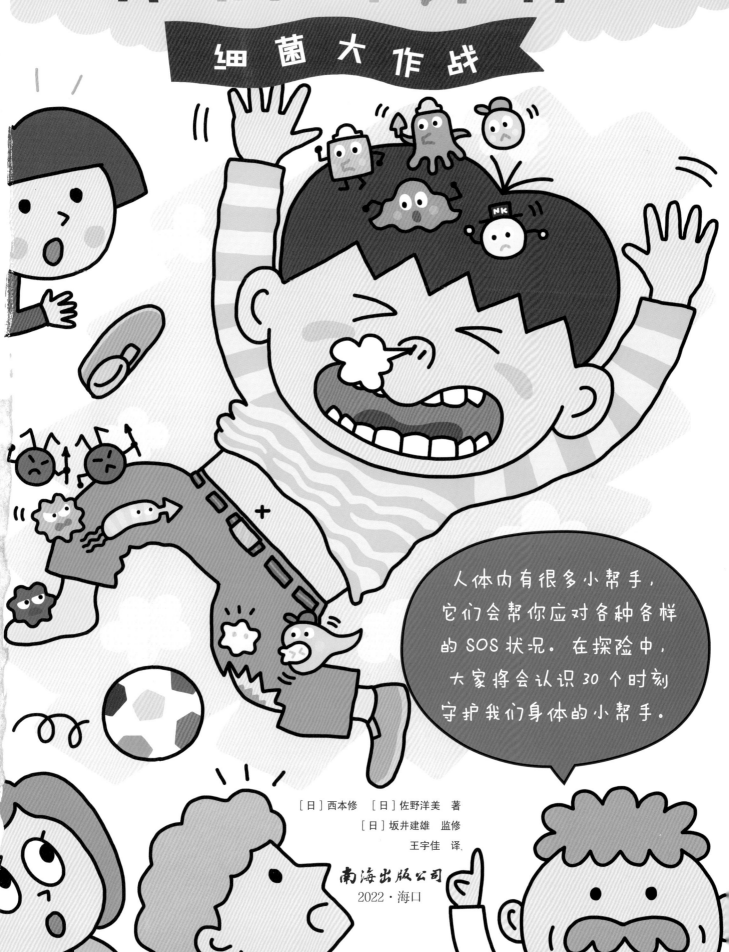

我们的身体

细菌大作战

人体内有很多小帮手，它们会帮你应对各种各样的 SOS 状况。在探险中，大家将会认识 30 个时刻守护我们身体的小帮手。

［日］西本修　　［日］佐野洋美　著

［日］坂井建雄　监修

王宇佳　译

南海出版公司

2022·海口

探索微观世界！

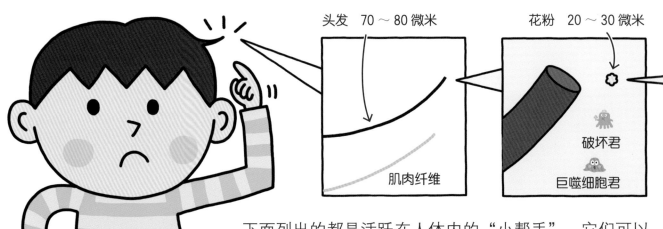

头发 70 ～ 80 微米

花粉 20 ～ 30 微米

肌肉纤维

破坏君

巨噬细胞君

下面列出的都是活跃在人体内的"小帮手"。它们可以在你受伤时为你止血，或是替你打败病毒，比如流感病毒。它们的体积非常小，需要我们借助特殊的显微镜才能观察到。

肠胃里的小帮手

运动细胞君

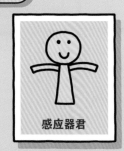

感应器君

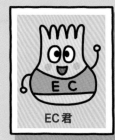

EC君

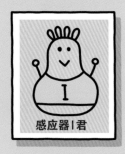

感应器I君

感应器S君

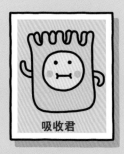

吸收君

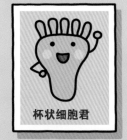

杯状细胞君

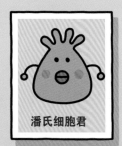

潘氏细胞君

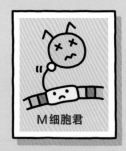

M细胞君

血液和淋巴液中的小帮手

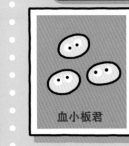

血小板君

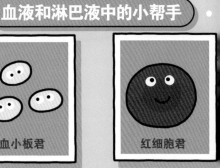

红细胞君

粒细胞君

单核细胞君

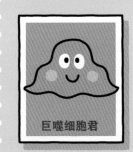

巨噬细胞君

树突细胞君

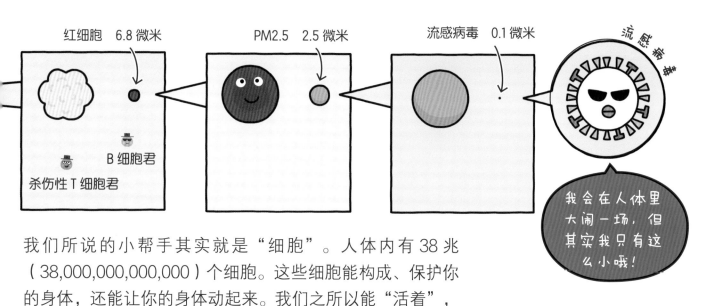

红细胞　6.8 微米　　　　PM2.5　2.5 微米　　　　流感病毒　0.1 微米　　　流感病毒

B 细胞君

杀伤性 T 细胞君

我会在人体里大闹一场，但其实我只有这么小哦！

我们所说的小帮手其实就是"细胞"。人体内有 38 兆（38,000,000,000,000）个细胞。这些细胞能构成、保护你的身体，还能让你的身体动起来。我们之所以能"活着"，都是靠它们。

*1微米 →0.001毫米

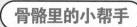
骨骼里的小帮手

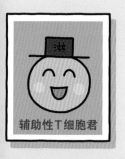
辅助性 T 细胞君

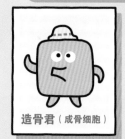
造骨君（成骨细胞）

破坏君（破骨细胞）

居民君（骨细胞）

软骨君

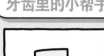
牙齿里的小帮手

皮肤和黏膜里的小帮手

B 细胞君

杀伤性 T 细胞君

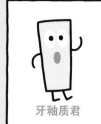
牙釉质君

黑色素细胞君

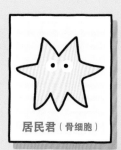
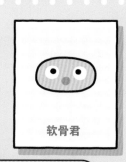
纤毛君

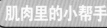
肌肉里的小帮手

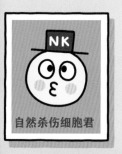
自然杀伤细胞君

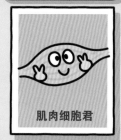
肌肉细胞君

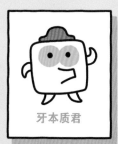
牙本质君

朗格汉斯细胞君

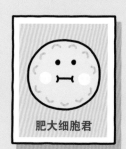
肥大细胞君

目录

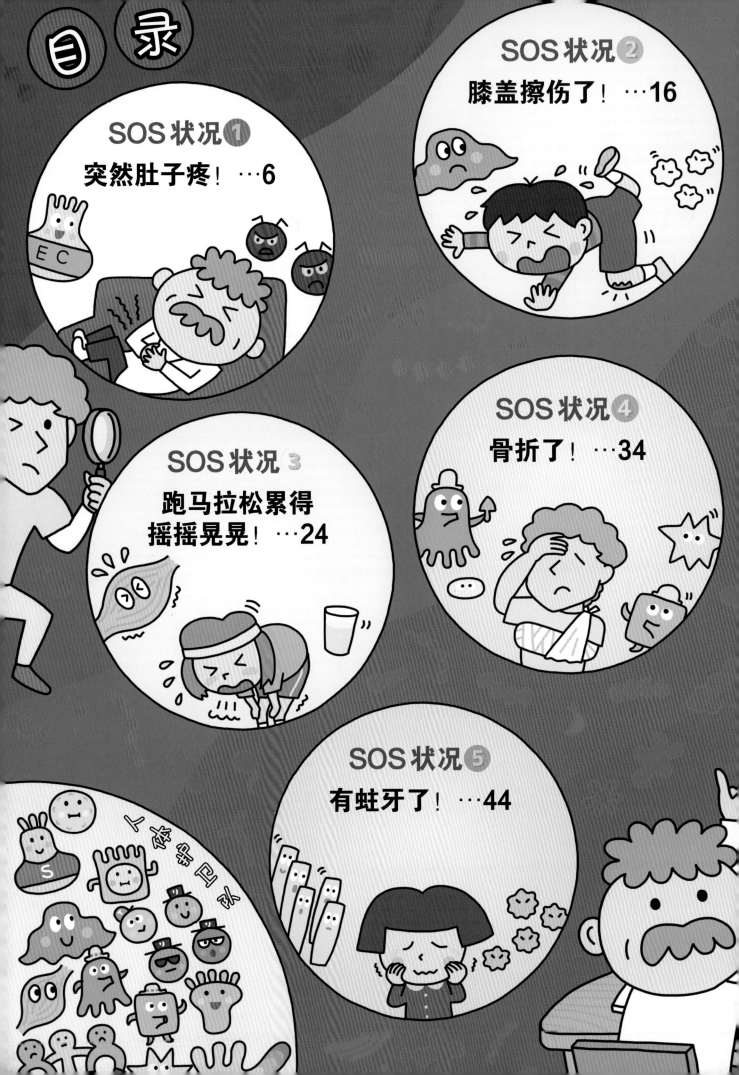

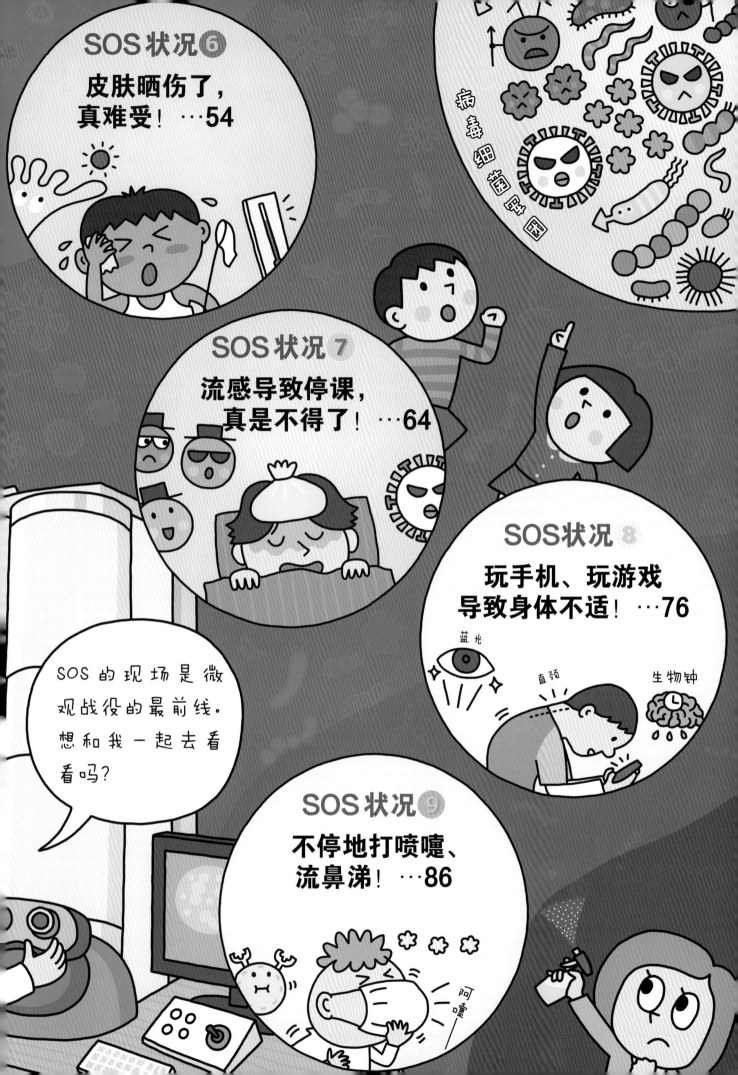

SOS 状况 ① 突然肚子疼！

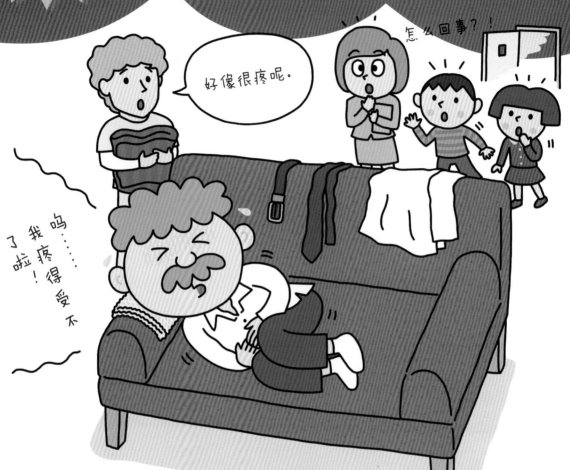

好像很疼呢。

怎么回事？！

我……疼得受不了啦！

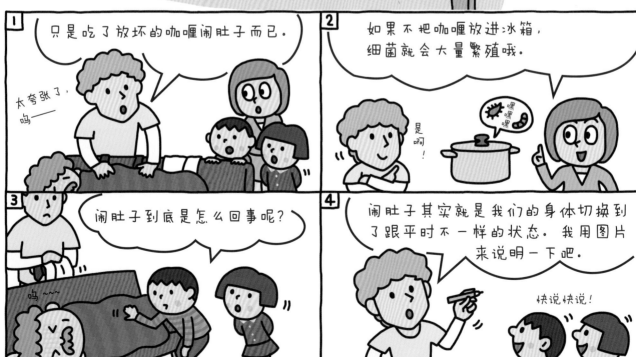

| 1 | 只是吃了放坏的咖喱闹肚子而已。 |

太夸张了，呜——

| 2 | 如果不把咖喱放进冰箱，细菌就会大量繁殖哦。 |

是啊！

嘿嘿嘿

| 3 | 闹肚子到底是怎么回事呢？ |

呜~~~

| 4 | 闹肚子其实就是我们的身体切换到了跟平时不一样的状态。我用图片来说明一下吧。 |

快说快说！

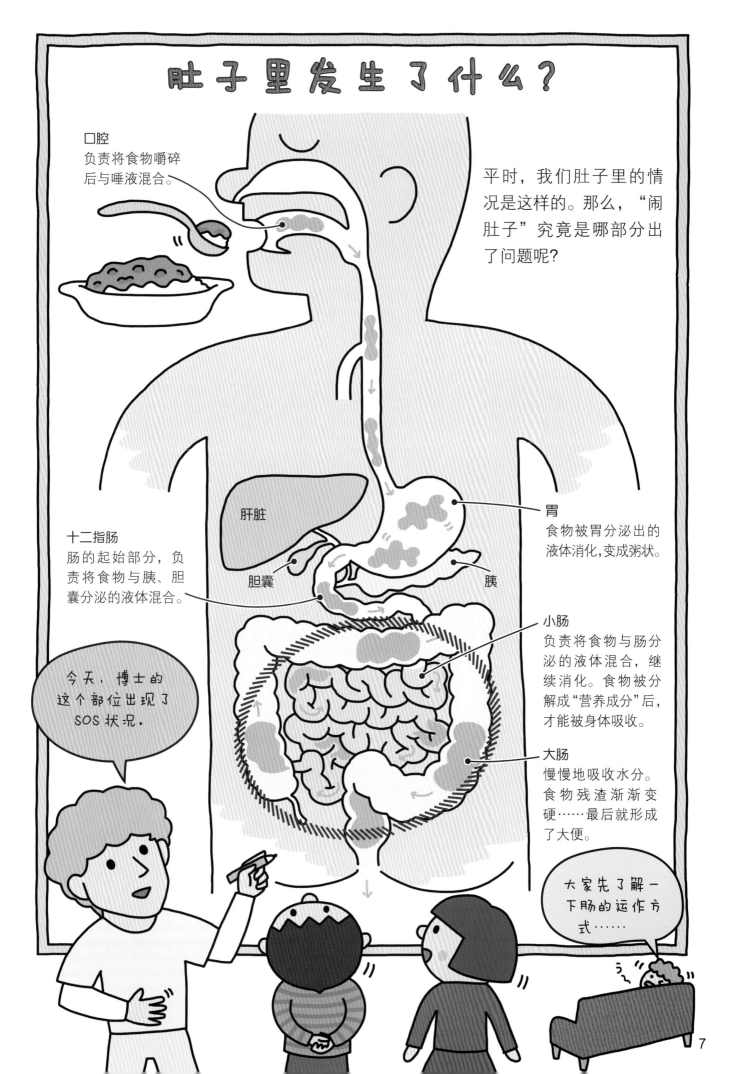

将食物运送到肛门

肠像一根长长的管子，总长度一般为 6.5～8.5 米。从胃运送过来的食物要花 4～5 小时来通过整个肠道。在这个过程中，它们会被消化成"营养物质"，然后被身体吸收；剩下的残渣会被送往大肠，最后由肛门排出体外。

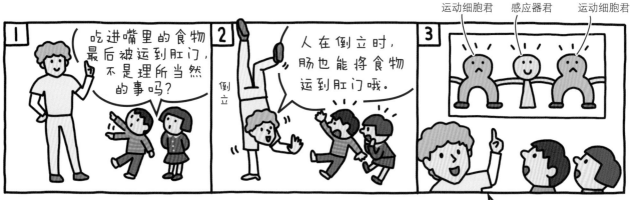

肠道内布满了神经网

肠是由黏膜和肌肉组成的，两者之间布满了神经网。神经网是由神经细胞构成的，神经细胞能让肠道蠕动，它的数量多达数亿。

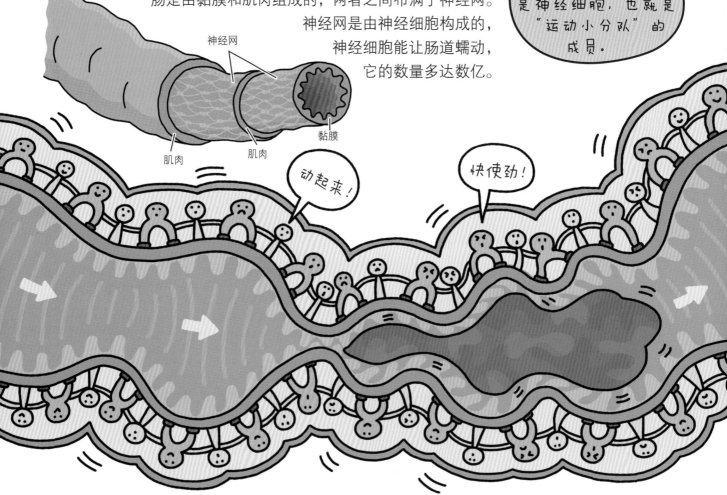

像蚯蚓一样蠕动

肠道运送食物的过程被称为"蠕动"，它的运动方式跟蚯蚓很像。肠道蠕动时，神经网会互相联系并给肌肉下达命令，让它们像波浪一样运动，保证一直传递下去。

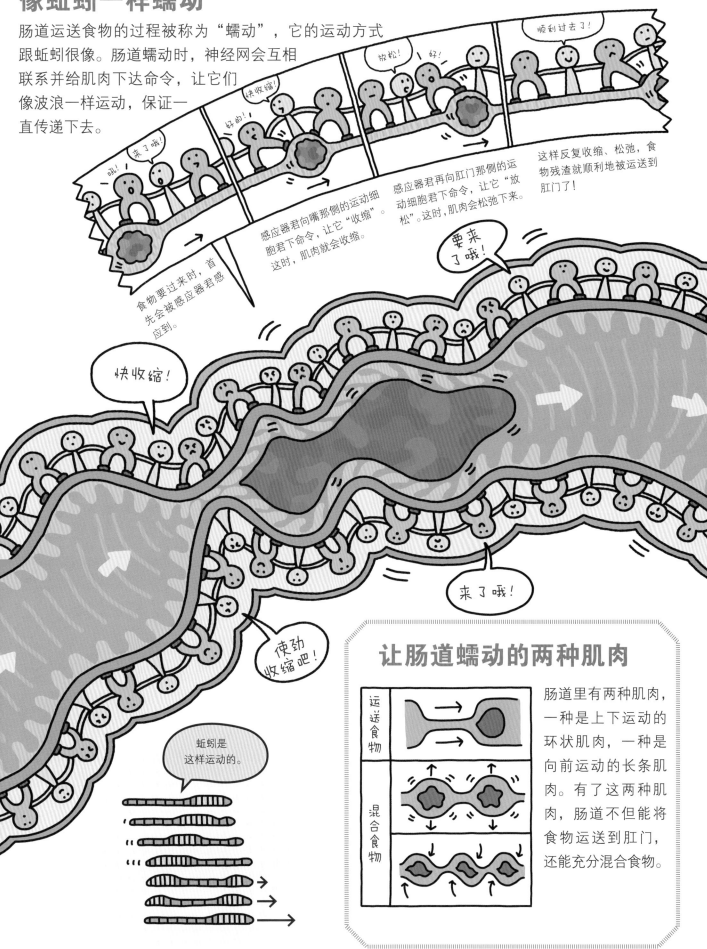

让肠道蠕动的两种肌肉

肠道里有两种肌肉，一种是上下运动的环状肌肉，一种是向前运动的长条肌肉。有了这两种肌肉，肠道不但能将食物运送到肛门，还能充分混合食物。

好厉害！肠道的运作方式②

团队合作进行消化吸收

食物在胃的作用下变成粥状，然后进入小肠继续被分解，里面的营养物质会被小肠吸收并输送到身体各处。整个肠道的运作，有着细致的分工。

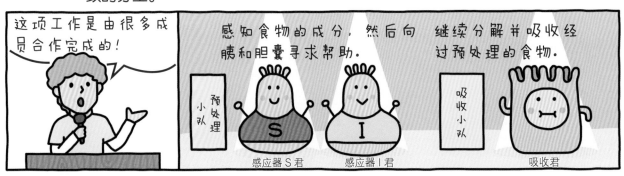

这项工作是由很多成员合作完成的！

感知食物的成分，然后向胰和胆囊寻求帮助。

继续分解并吸收经过预处理的食物。

预处理小队

S

I

吸收小队

感应器S君　　感应器I君　　　　　　吸收君

活跃的舞台是"绒毛"

小肠的内壁上有一层绒毛，小帮手们就排列在绒毛表面。
肠道内有数百万根绒毛，所以小帮手的数量也非常多。

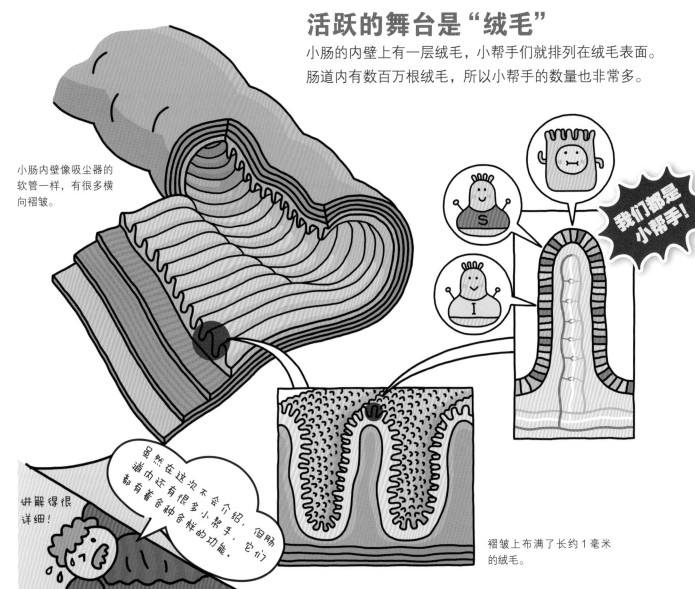

小肠内壁像吸尘器的软管一样，有很多横向褶皱。

我们都是小帮手！

虽然在这次不会介绍，但肠道内还有很多小帮手，它们都有着各种各样的功能。

讲解得很详细！

褶皱上布满了长约1毫米的绒毛。

预处理小队的工作：
通知胰和胆囊分泌消化液

负责预处理的是感应细胞。食物进入肠道时，感应细胞能感知食物的成分。每种感应细胞所感知的成分是不同的。一旦发现自己负责的成分进入肠道，感应细胞就会向胰或胆囊发出信号，让它们分泌相应的消化液。

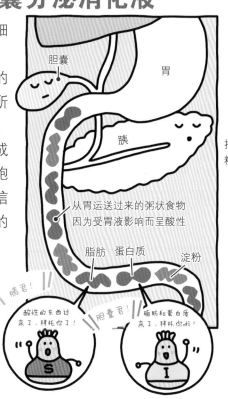

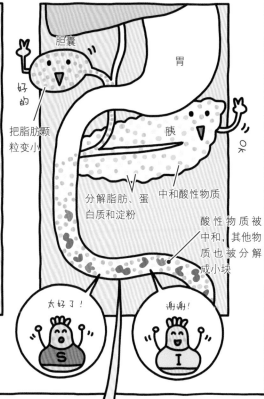

吸收小队的工作：
继续分解并吸收食物

小肠绒毛上基本都是吸收小队的成员。它们上部有 1000 多根像细毛一样的东西，那里的成分能将蛋白质和淀粉分解成小块，然后吸收。脂肪变成小颗粒后，跟细毛的表面融合，之后再慢慢地被吸收。

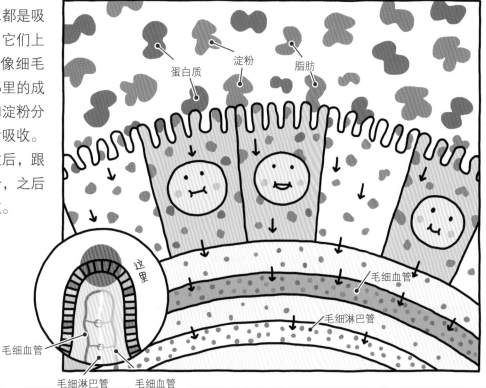

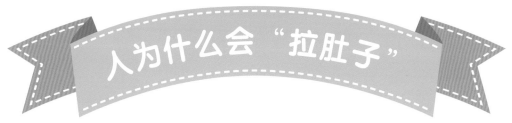

人为什么会"拉肚子"

 吃了不卫生的东西，大便中的水分就会增多，最后导致出现肚子疼、要一直跑厕所的"拉肚子"现象。其实，拉肚子是人体在将不健康的东西排出体外。我们马上为大家说明整个过程。

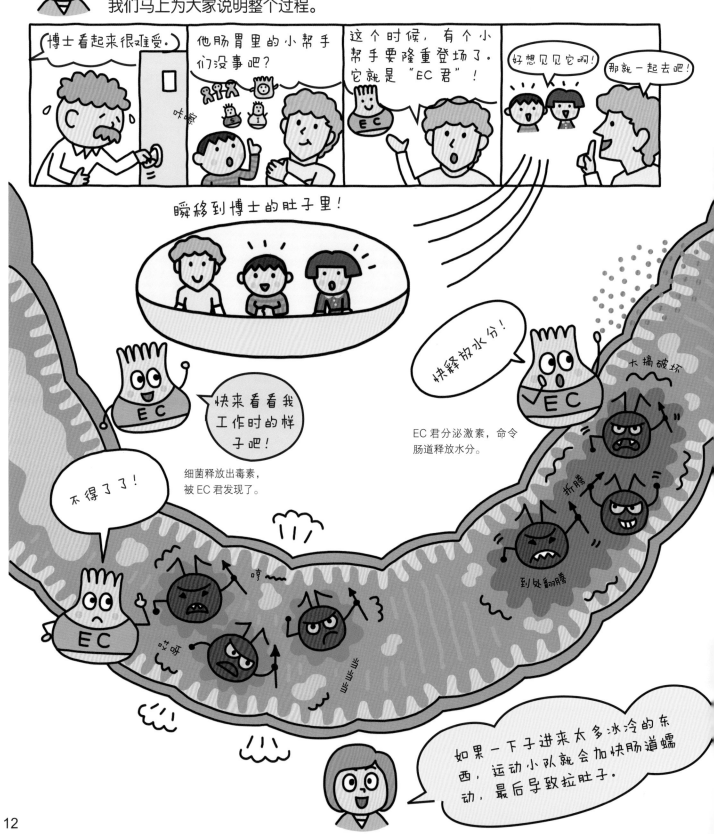

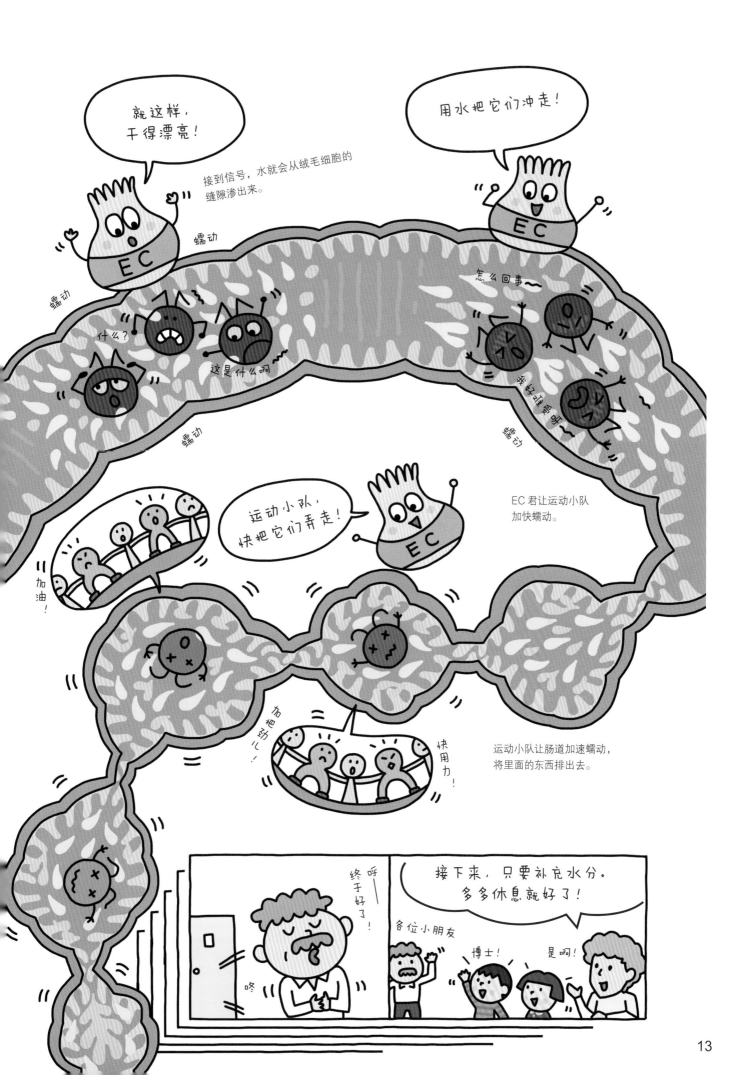

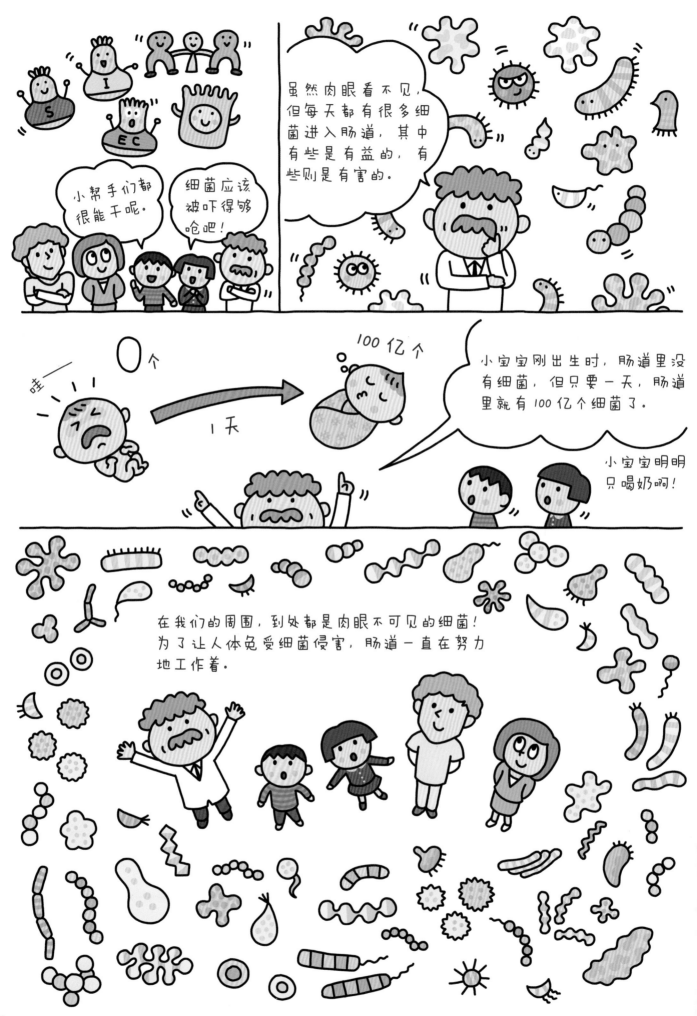

肠道
好厉害！

肠道的四类保护措施

为了防止细菌或病毒进入人体，肠道有很多种保护措施。
这些保护措施可以分为四类。

1 用黏液守护肠道

在小肠绒毛中，有一个能分泌黏液的小帮手——杯状细胞。它分泌出的黏液会在肠道表面形成一层保护膜，来防止细菌入侵。有时，黏液还会缠住细菌，将它们送至肛门。肠道每天能分泌 1.5～3 升黏液。

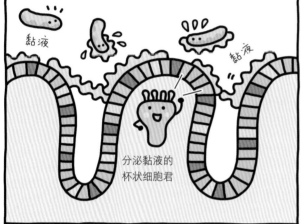

黏液

黏液

分泌黏液的
杯状细胞君

2 用"细毛丛林"守护肠道

小肠绒毛中的小帮手身上都长着一层细毛，这些细毛排列得密密麻麻的，细菌等有害物质想通过它们进入人体，是非常困难的。

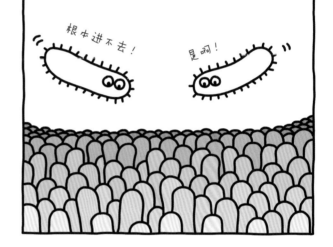

根本进不去！

是啊！

3 勤快地除菌

小肠绒毛根部有一个名为"潘氏细胞"的小帮手，它能分泌出有杀菌作用的"溶菌酶"。潘氏细胞很勤快，经常会分泌溶菌酶来清洁肠道表面。人的眼泪里也含有溶菌酶哦。

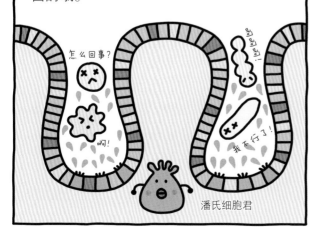

怎么回事？

啊！

我不行了！

潘氏细胞君

4 数量最多的护卫小队

小肠绒毛根部的角落里有能捕获细菌和病毒的小帮手。根部里面还有能分解细菌和病毒，或用它们来制作武器的小帮手。在人体里，肠道拥有的"护卫队"数量最多。

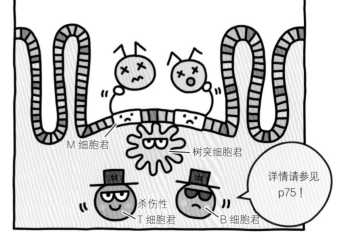

M 细胞君

树突细胞君

杀伤性
T 细胞君

B 细胞君

详情请参见 p75！

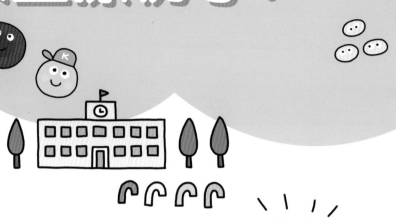

SOS 状况 ② 膝盖擦伤了!

别跑!

啊!

扑通

滚动

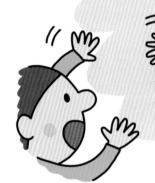

1

哎哟!好疼啊!

好像出血了!怎么办呢?

好像伤得很严重呢!

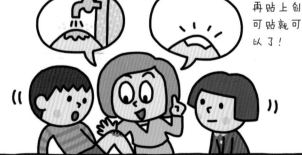

2 用水好好冲洗一下……

再贴上创可贴就可以了!

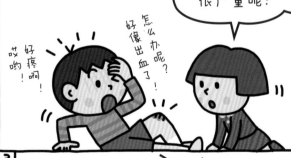

3 如果血是透明的,看起来就不吓人了。

说起来,为什么受伤时会出血?

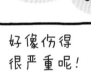

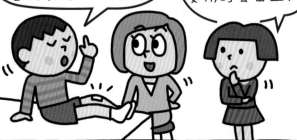

4 大家想知道伤口愈合的原理吗?我们先看看什么是血液吧!

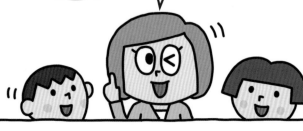

人受伤时为什么会出血呢

人体内到处都布满了血管。因为血液能运输人体必需的氧气和营养物质。

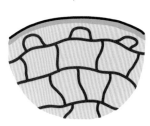

人的皮肤下布满了像头发一样细的毛细血管。

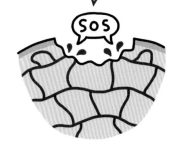

受伤时，毛细血管会破裂，血液就流出来了。

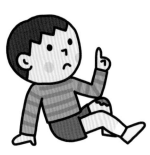

血液为什么是红色的

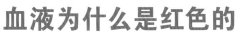

红细胞　血小板
白细胞小队

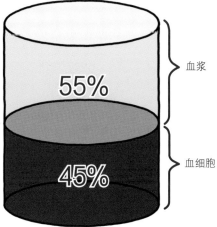

血浆 55%

血细胞 45%

血液是由液体的"血浆"和颗粒状的"血细胞"组成的。我们肉眼能看到的颗粒大部分是红色的"红细胞"，所以我们看到的血液是红色的。

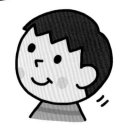

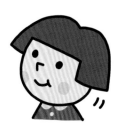

来，我们一起去 SOS 现场看看吧。

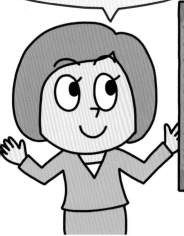

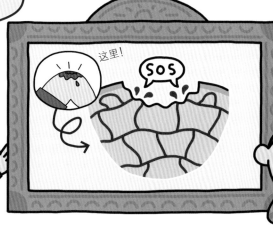

这里！

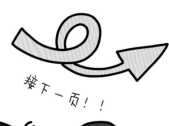

接下一页！！

受伤后5～6分钟

止血的原理

血液一直往外流，这对身体来说是非常紧急的情况。在止血的过程中，血小板发挥了很大的作用。

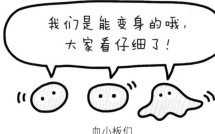

血小板们

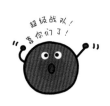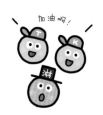

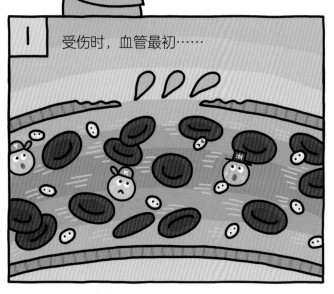

1 受伤时，血管最初……

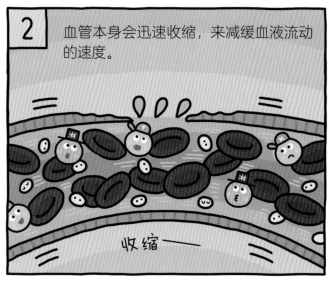

2 血管本身会迅速收缩，来减缓血液流动的速度。

收缩

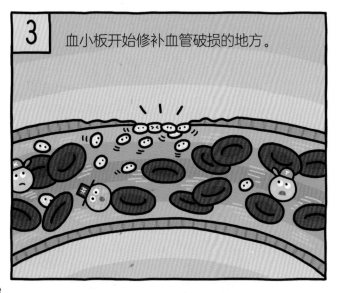

3 血小板开始修补血管破损的地方。

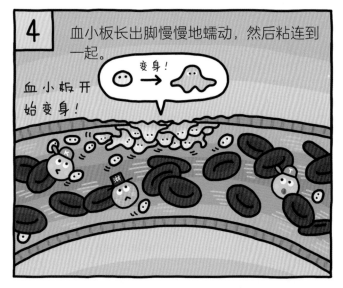

4 血小板长出脚慢慢地蠕动，然后粘连到一起。

血小板开始变身！

变身！

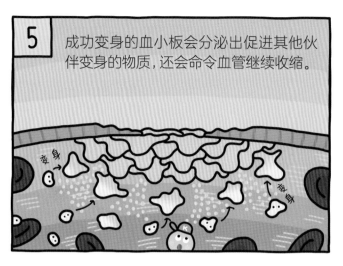

5 成功变身的血小板会分泌出促进其他伙伴变身的物质，还会命令血管继续收缩。

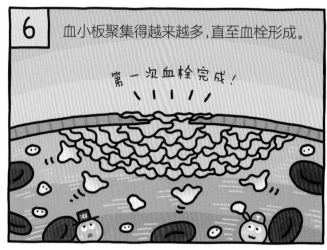

6 血小板聚集得越来越多，直至血栓形成。

第一次血栓完成！

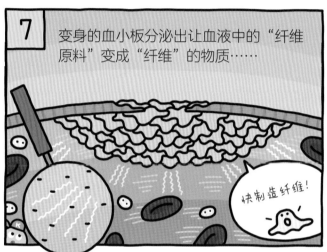

7 变身的血小板分泌出让血液中的"纤维原料"变成"纤维"的物质……

快制造纤维！

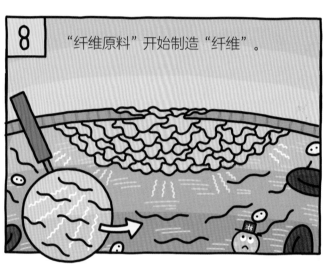

8 "纤维原料"开始制造"纤维"。

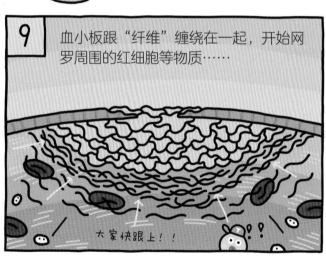

9 血小板跟"纤维"缠绕在一起，开始网罗周围的红细胞等物质……

大家快跟上！！

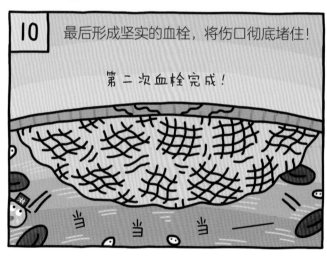

10 最后形成坚实的血栓，将伤口彻底堵住！

第二次血栓完成！

当 当 当——

变身的血小板还能分泌出帮助破损血管恢复原状的物质。

接下来就是跟细菌战斗了！

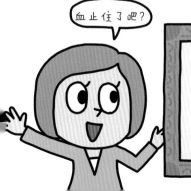

血止住了吧？

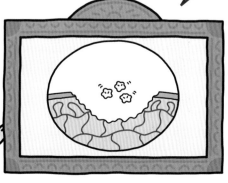

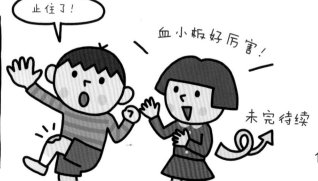

止住了！

血小板好厉害！

未完待续

消灭有害细菌的原理

细菌到达伤口附近时，小帮手们会严防死守，不让细菌进入体内。

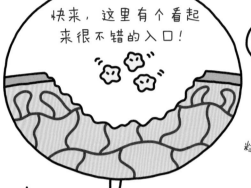

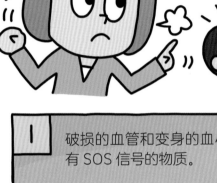

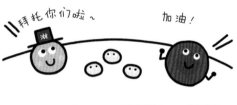

1	破损的血管和变身的血小板分泌出带有 SOS 信号的物质。

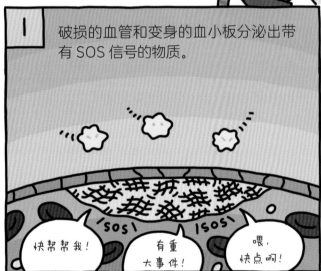

2	这时，血管壁会出现一些缝隙。白细胞小队的粒细胞收到 SOS 信号，开始寻找缝隙。

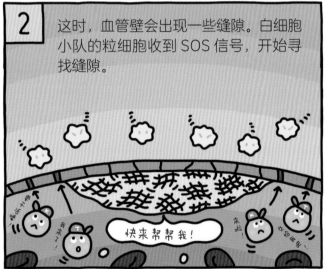

3	粒细胞变形后从缝隙来到血管外，然后像变形虫一样到处吞噬细菌。

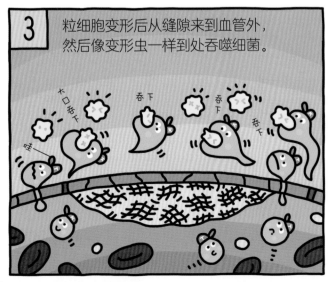

4	单核细胞也到达战场，从缝隙出来后，它们会变成巨噬细胞！

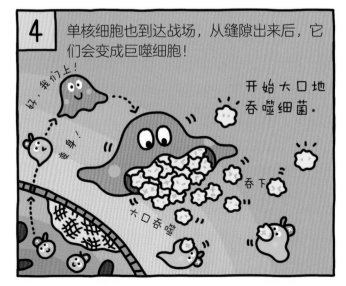

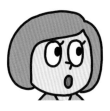

白细胞跟细菌战斗的状态被称为"炎症"。这时血管会扩张，伤口附近就会出现发红的症状。粒细胞、巨噬细胞和血液中的水分都会跑到血管外，这样，伤口就肿起来了。

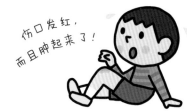

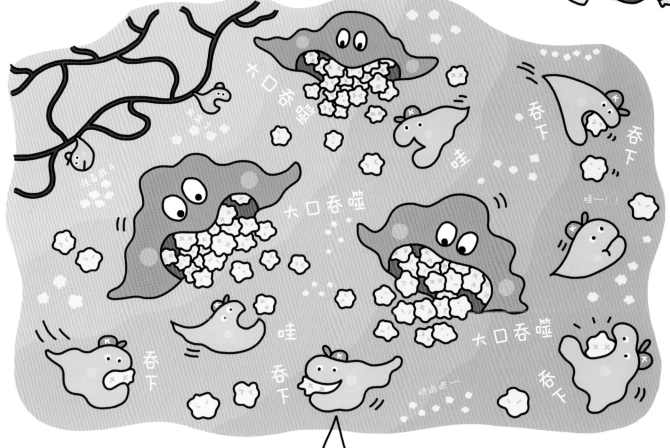

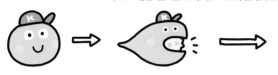

粒细胞君吞噬完细菌后就会死去，它们的寿命很短。

原来是这样啊……

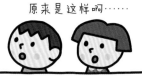

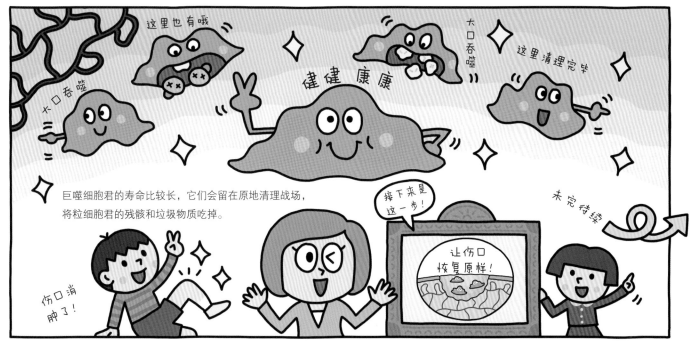

巨噬细胞君的寿命比较长，它们会留在原地清理战场，将粒细胞君的残骸和垃圾物质吃掉。

让伤口恢复原样

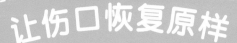

细菌被消灭，伤口附近恢复了安宁。终于要到最后一步了！

伤口开始愈合啦！

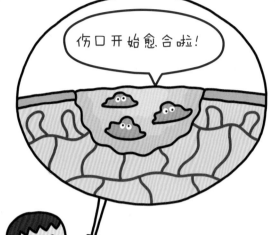

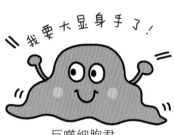

我要大显身手了！

巨噬细胞君

真帅啊！

---

1 巨噬细胞分泌出促进新血管形成的物质。

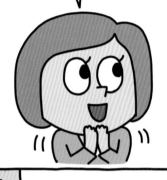

快制造新的血管！

快让血管恢复原样！

知道啦！

收到！

---

2 新的血管开始形成。这时，伤口会变干并结痂。

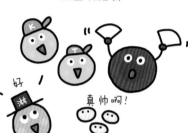

加油哦！

结痂

---

3 新血管中的血液运来营养物质和氧气，伤口处开始生成新的皮肤。

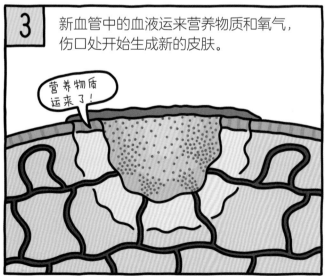

营养物质运来了！

---

4 伤口长好后，结的痂会自动脱落。新皮肤下面会继续之前的操作，让皮肤恢复成原来的样子。

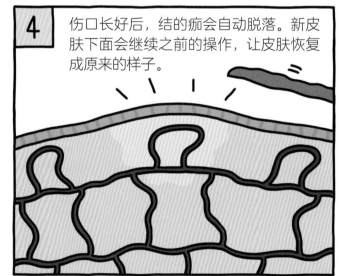

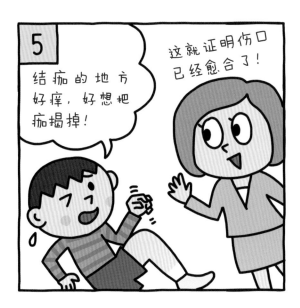

5

结痂的地方好痒，好想把痂揭掉！

这就证明伤口已经愈合了！

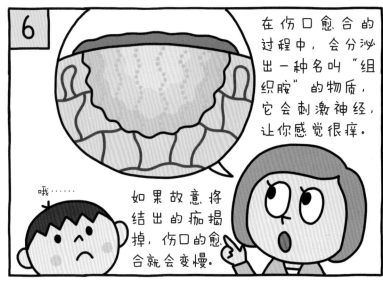

6

在伤口愈合的过程中，会分泌出一种名叫"组织胺"的物质，它会刺激神经，让你感觉很痒。

哦……

如果故意将结出的痂揭掉，伤口的愈合就会变慢。

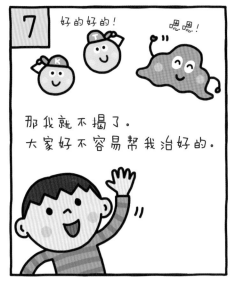

7

好的好的！

嗯嗯！

那我就不揭了。大家好不容易帮我治好的。

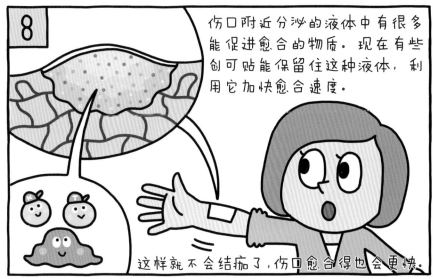

8

伤口附近分泌的液体中有很多能促进愈合的物质。现在有些创可贴能保留住这种液体，利用它加快愈合速度。

这样就不会结痂了，伤口愈合得也会更快。

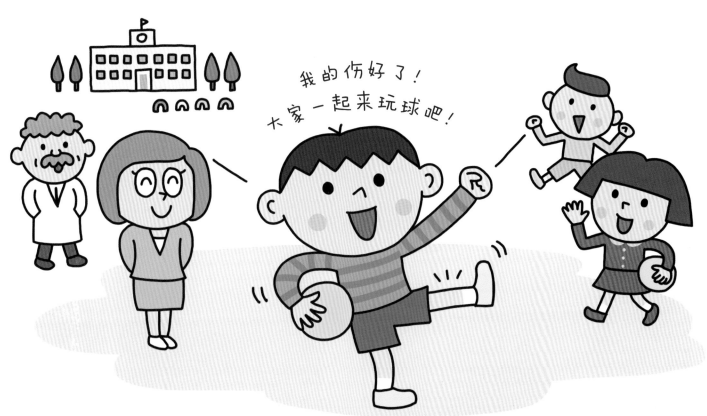

我的伤好了！大家一起来玩球吧！

SOS 状况 ③ 跑马拉松累得摇摇晃晃！

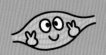

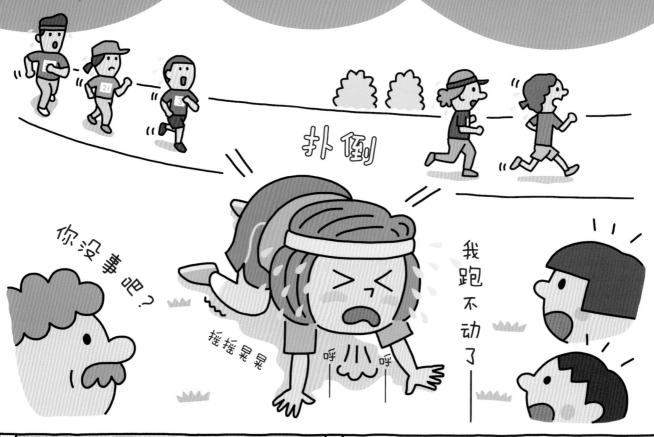

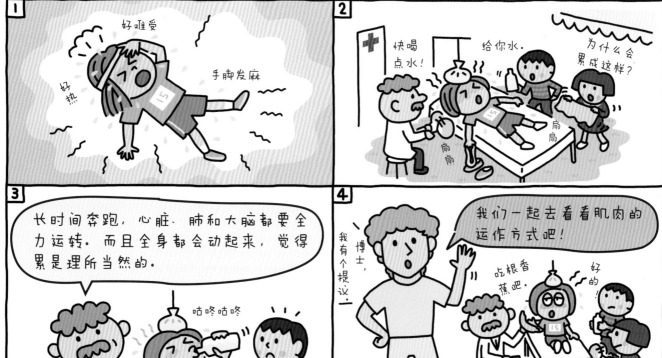

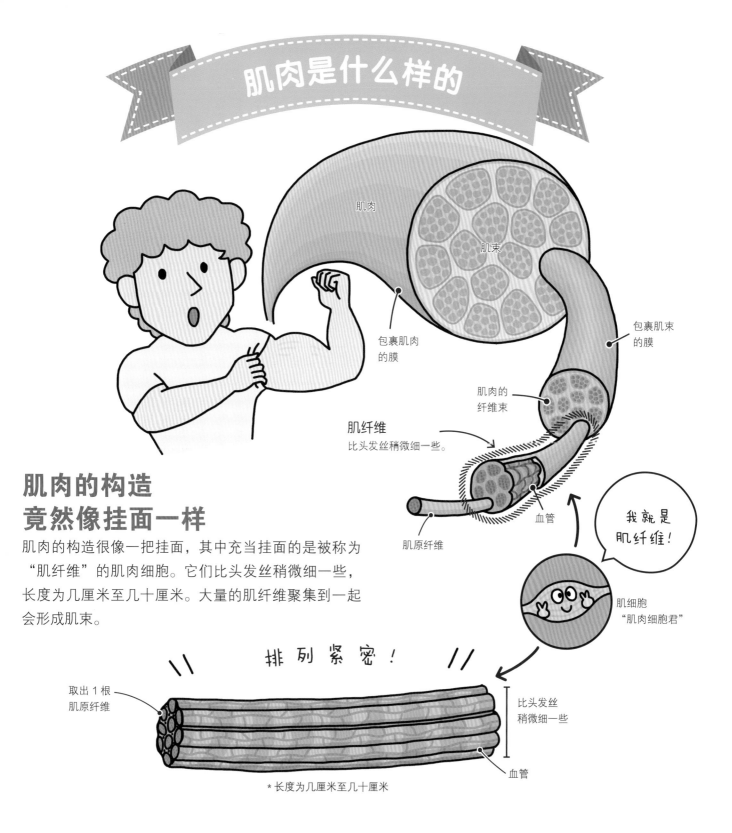

肌肉

肌束

包裹肌肉的膜

包裹肌束的膜

肌肉的纤维束

肌纤维
比头发丝稍微细一些。

肌原纤维

血管

我就是肌纤维！

肌细胞"肌肉细胞君"

肌肉的构造竟然像挂面一样

肌肉的构造很像一把挂面，其中充当挂面的是被称为"肌纤维"的肌肉细胞。它们比头发丝稍微细一些，长度为几厘米至几十厘米。大量的肌纤维聚集到一起会形成肌束。

排列紧密！

取出1根肌原纤维

比头发丝稍微细一些

血管

* 长度为几厘米至几十厘米

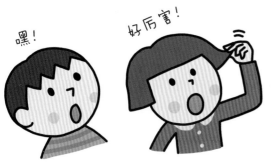

嘿！

好厉害！

在肌纤维里，密密麻麻地排列着肌原纤维

肌纤维是由几百根更细的肌原纤维组成的。也就是说，肌肉是由几十万根肌纤维组成的，而肌纤维又是由几百根肌原纤维组成的。我们的身体就是在这几千万根肌原纤维的驱动下活动起来的。

肌肉舒展和收缩的原理

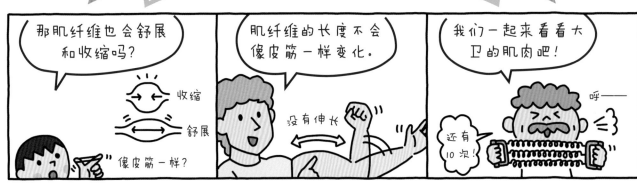

交错相连的肌丝

肌原纤维是由比较短的肌丝组成的。肌丝是像纸牌一样平行交错排列的,相互之间可以滑动。

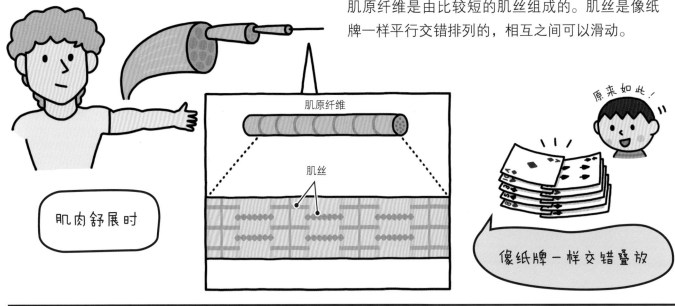

肌肉收缩时,肌丝会滑动

肌肉收缩时,肌丝会平行滑动,相互之间会交错得更深。这样一来,整体的长度就会缩短。肌肉舒展时,肌丝恢复原样,整体的长度也恢复如初。

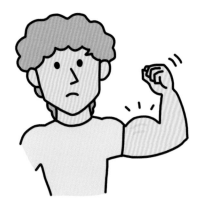

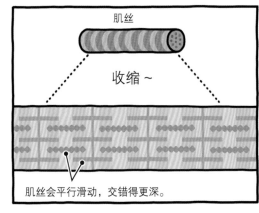

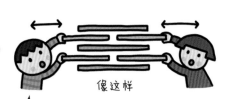

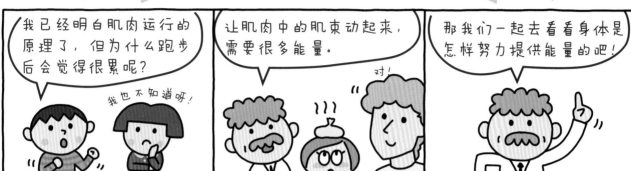

让肌肉动起来的能量

我已经明白肌肉运行的原理了，但为什么跑步后会觉得很累呢？

我也不知道呀！

让肌肉中的肌束动起来，需要很多能量。

对！

那我们一起去看看身体是怎样努力提供能量的吧！

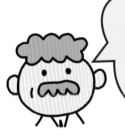

其实，即使我们静止不动，身体也会消耗能量。因为呼吸和维持体温都是需要能量的。

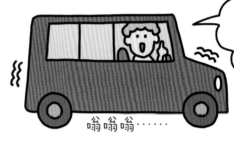

这跟汽车的怠速运转差不多。

嗡嗡嗡……

怠速运转是指让汽车引擎保持启动状态，以保证汽车能随时跑起来。

平时的人体

这时肌肉会……

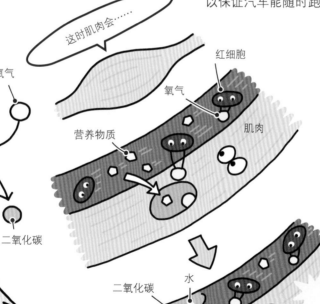

氧气

二氧化碳

能量

通过呼吸 吸入氧气、呼出二氧化碳。

红细胞

氧气

营养物质

肌肉

二氧化碳

水

好！

大部分能量都用于维持体温。

人吸入的氧气会被红细胞输送至身体各处。从食物中摄取的葡萄糖等营养物质也会融入血液，然后被输送到肌纤维里。

肌纤维里有一个用氧气和葡萄糖制造能量的工厂。在制造能量过程中会产生二氧化碳和水，这些物质会通过血液被运送出去，最后排出体外。

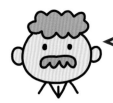

能量工厂，全力运转

我们跑步时，肌肉需要消耗大量能量。所以肌纤维中的能量工厂一直在全力运转，而且整个身体都会参与其中。

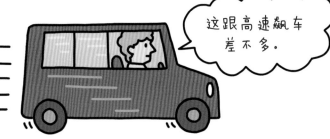

这跟高速飙车差不多。

让汽车飙起来，需要消耗大量的汽油，还需要让引擎快速运转。

跑步时的人体

呼吸变快，吸入氧气的量和呼出二氧化碳的量都随之增加。

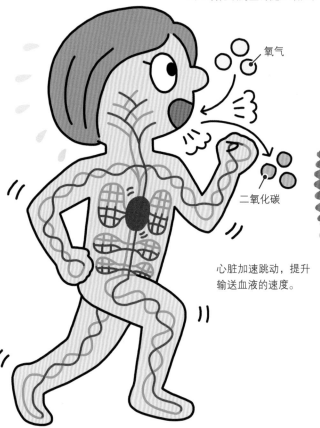

氧气

二氧化碳

心脏加速跳动，提升输送血液的速度。

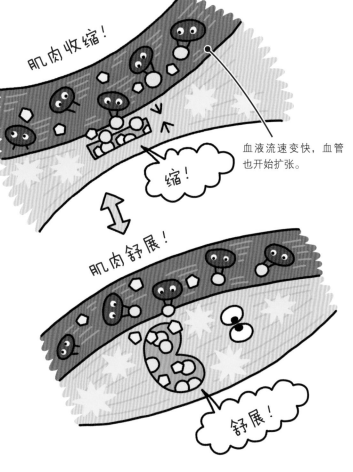

肌肉收缩！

血液流速变快，血管也开始扩张。

缩！

肌肉舒展！

舒展！

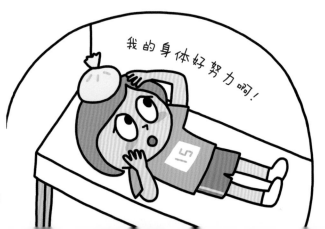

我的身体好努力啊！

人体连续使用肌肉时，会消耗肌肉中储存的葡萄糖，同时也会消耗大量的氧气来努力制造能量。

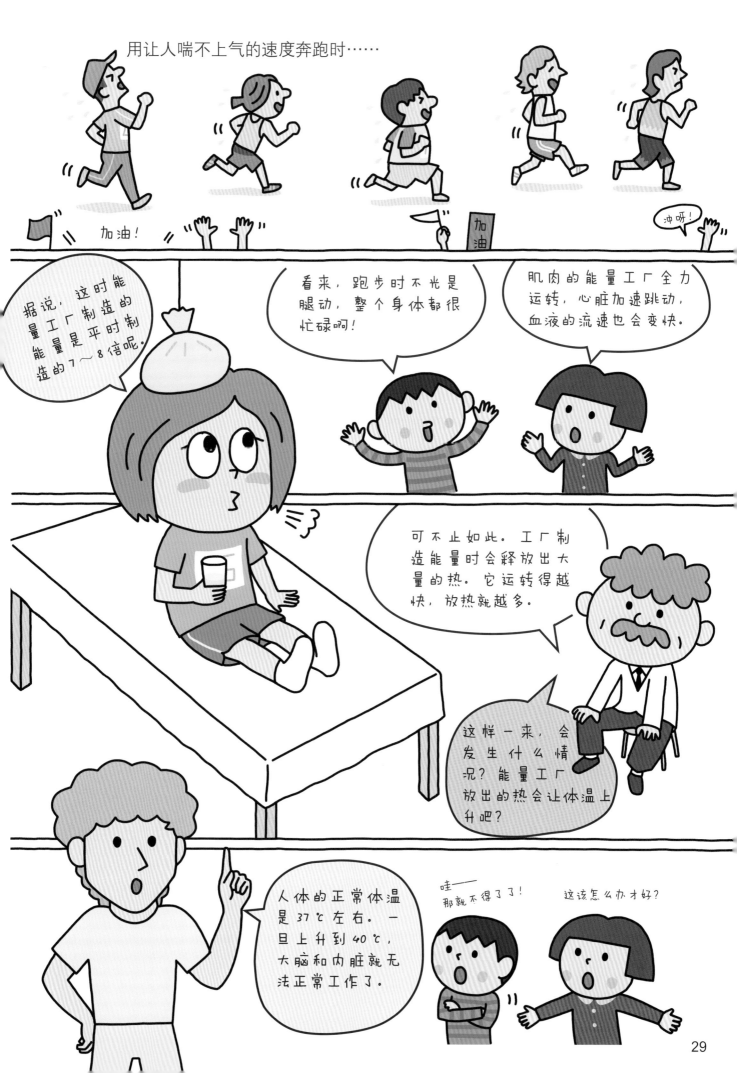

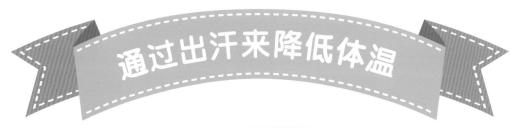

通过出汗来降低体温

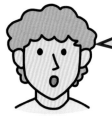

体温上升后，人就会开始出汗。汗液蒸发时会吸热，这样，皮肤表层的温度就会下降。可见，出汗是人体维持体温的重要机能。

用大脑中的"遥控器"来调节体温

大脑中有一个能感知体温的区域，它能调节身体，让体温一直维持在"正好的温度"。人体的正常体温是37℃左右，一旦超过这个温度，大脑就会向全身的汗腺（出汗的地方）下达"赶紧出汗"的命令。同时，靠近皮肤表面的血管也会扩张，来降低血液的温度。

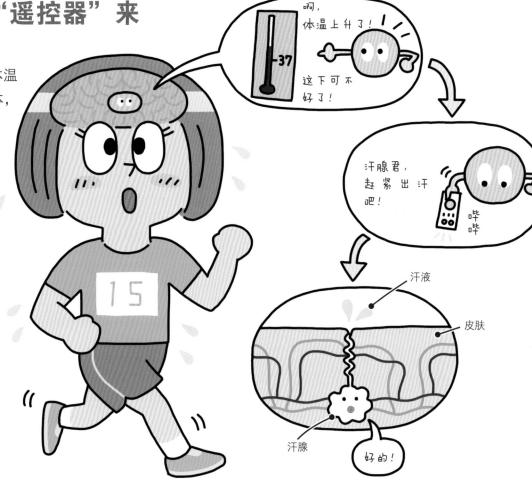

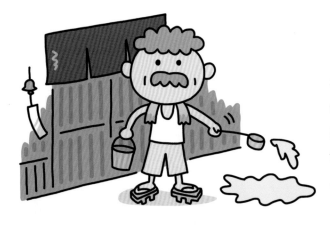

出汗跟"洒水"是一个原理

在炎热的夏季，人们经常向路面"洒水"。水蒸发时会吸收地面的热量，起到降温的作用。出汗也是同样的原理。我们身体里有200万～600万个汗腺，据说体重70千克的人只要排出100毫升的汗液，就能防止体温上升1℃。

只有人类能跑马拉松吗

猫没有汗腺，狗的汗腺很少，它们只能通过呼吸来降低体温。所以它们无法长时间跑动，否则就控制不住体温了。在炎热的夏天能跑两三个小时马拉松的，应该只有人类了。

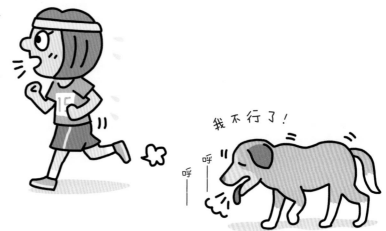

手心出汗是怎么回事

我们腋下、手心和脚底的汗腺，跟其他汗腺性质不同。人在紧张时，手心和脚底都会出汗，但这些汗是无法调节体温的。腋下出的汗，也没有全身的汗液多。

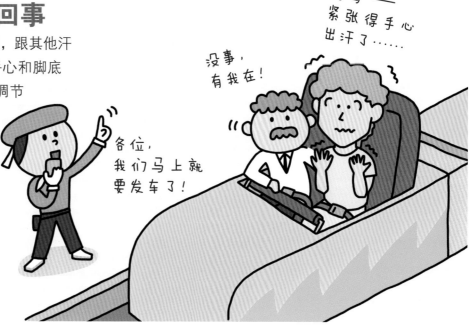

在身体缺水前，就要补充水分

在气温35℃的环境下跑步，1小时就会排出1～2升的汗液。体内的水分随着排汗减少到一定程度时，为了防止血液变黏稠，大脑会下令停止排汗。这样一来，体温就会不断上升。我们觉得口渴时，身体基本已经处于缺水状态了，所以，一定要分批少量地补充水分。

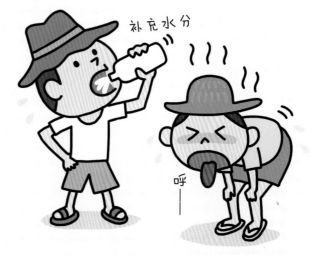

只是跑个步，人体就要动用大脑和汗腺，还要面临缺水的问题……难怪会觉得累呢！

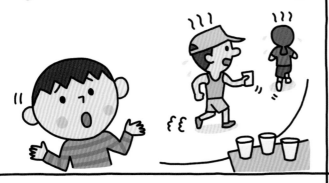

跑马拉松时，肌肉中储存的葡萄糖会被用光。血液中的氧气也渐渐消耗殆尽，这样，人体就不能制造让肌肉收缩和舒展的能量了。

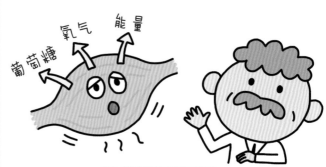

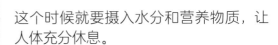

而且，如果肌肉一直重复收缩和舒展，肌丝上就会出现很多小伤口。这时，肌肉就会开始疼起来。

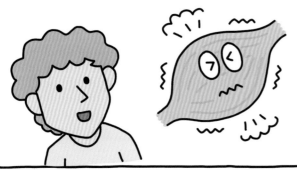

这个时候就要摄入水分和营养物质，让人体充分休息。

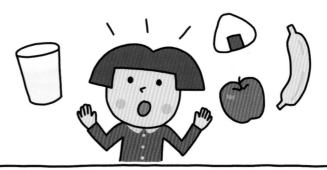

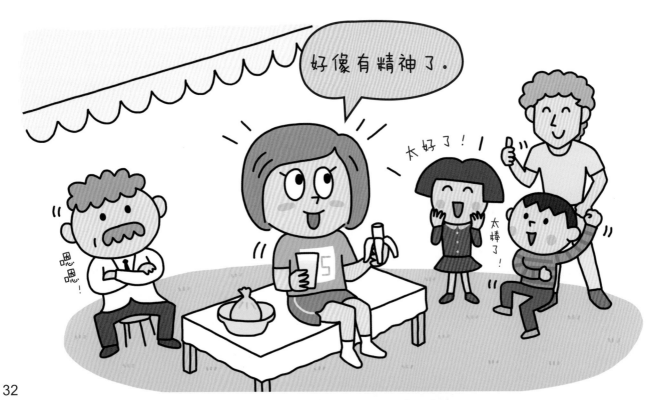

好像有精神了。

太好了！

太棒了！

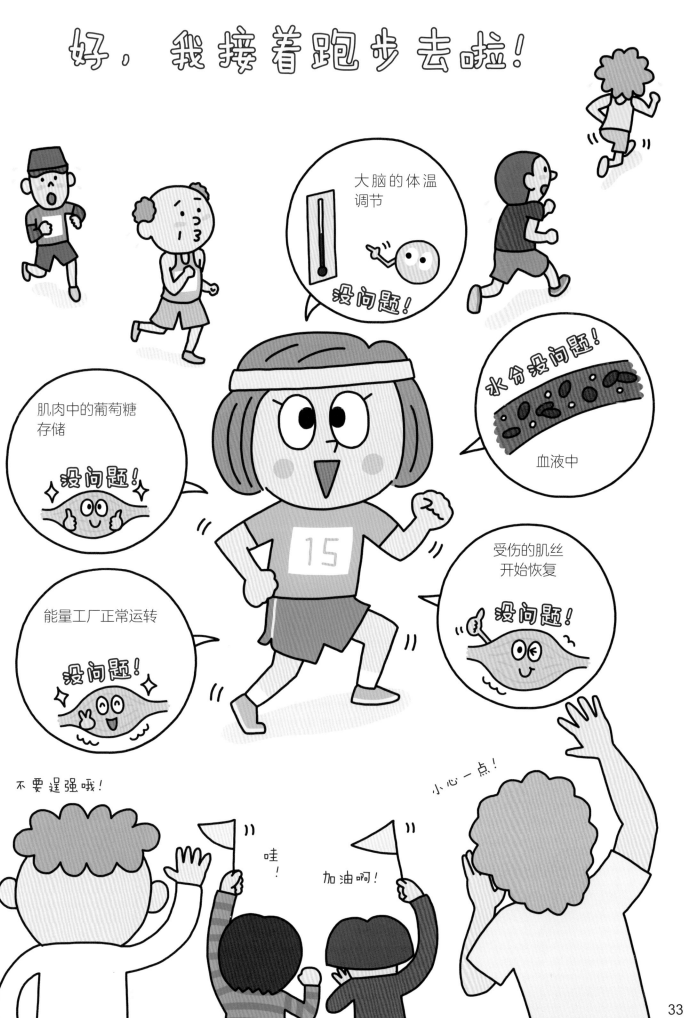

骨折了！

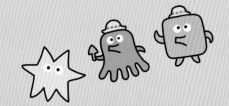

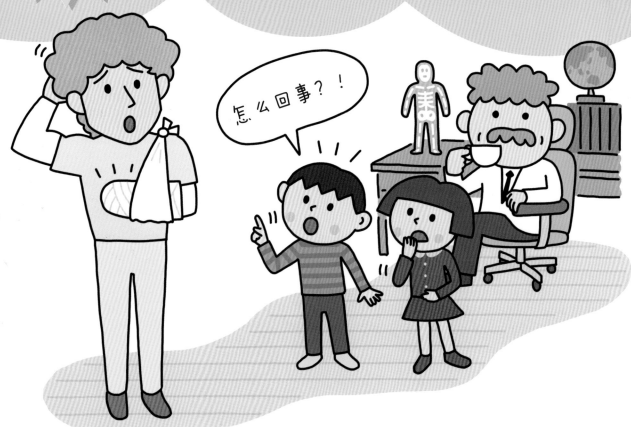

怎么回事？！

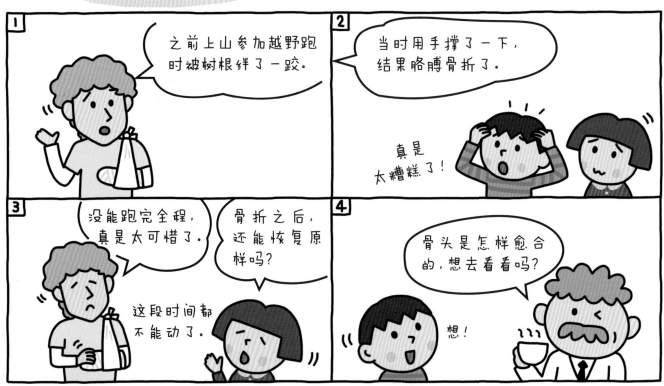

1
之前上山参加越野跑时被树根绊了一跤。

2
当时用手撑了一下，结果胳膊骨折了。

真是太糟糕了！

3
没能跑完全程，真是太可惜了。

骨折之后，还能恢复原样吗？

这段时间都不能动了。

4
骨头是怎样愈合的，想去看看吗？

想！

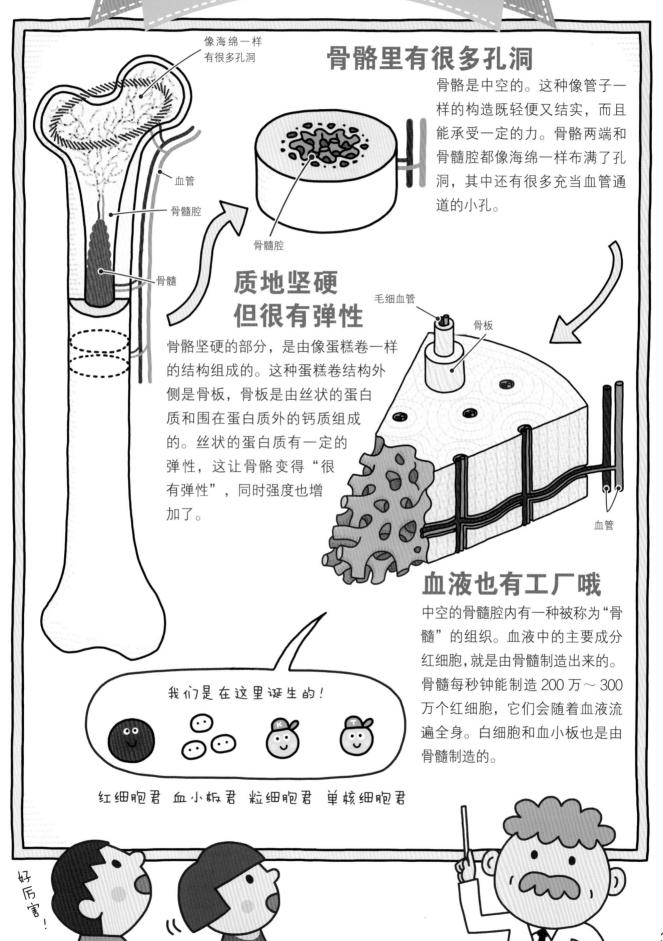

像海绵一样
有很多孔洞

血管

骨髓腔

骨髓

骨骼里有很多孔洞

骨骼是中空的。这种像管子一样的构造既轻便又结实，而且能承受一定的力。骨骼两端和骨髓腔都像海绵一样布满了孔洞，其中还有很多充当血管通道的小孔。

骨髓腔

质地坚硬
但很有弹性

骨骼坚硬的部分，是由像蛋糕卷一样的结构组成的。这种蛋糕卷结构外侧是骨板，骨板是由丝状的蛋白质和围在蛋白质外的钙质组成的。丝状的蛋白质有一定的弹性，这让骨骼变得"很有弹性"，同时强度也增加了。

毛细血管

骨板

血管

血液也有工厂哦

中空的骨髓腔内有一种被称为"骨髓"的组织。血液中的主要成分红细胞，就是由骨髓制造出来的。骨髓每秒钟能制造 200 万～300 万个红细胞，它们会随着血液流遍全身。白细胞和血小板也是由骨髓制造的。

我们是在这里诞生的！

红细胞君　血小板君　粒细胞君　单核细胞君

好厉害！

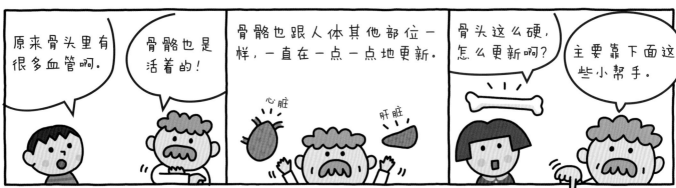

骨骼一直在不断重生

原来骨头里有很多血管啊。

骨骼也是活着的！

骨骼也跟人体其他部位一样，一直在一点一点地更新。

骨头这么硬，怎么更新啊？

主要靠下面这些小帮手。

骨骼三人组——破坏后的重建者

骨板中有很多相互连接的骨细胞。位于蛋糕卷结构内壁的是能溶解骨骼的破骨细胞，还有负责将溶解部分重新制造出来的成骨细胞。骨细胞（居民君）、破骨细胞（破坏君）和成骨细胞（造骨君）三者相互协作，就能让骨骼不断重生。

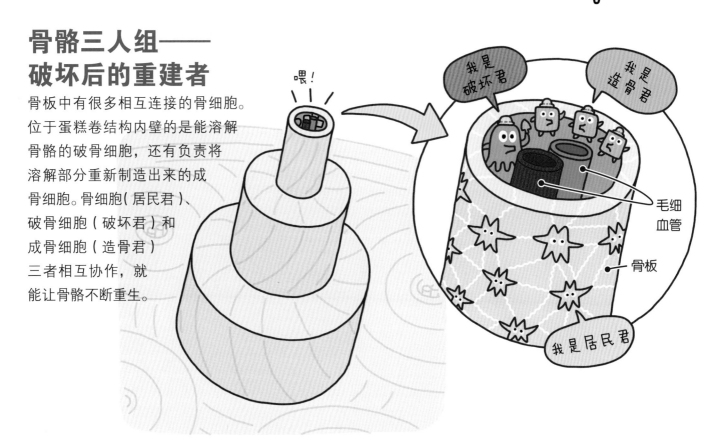

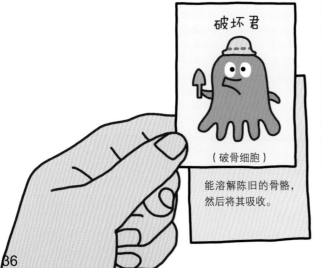

破坏君

（破骨细胞）

能溶解陈旧的骨骼，然后将其吸收。

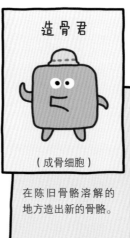

造骨君

（成骨细胞）

在陈旧骨骼溶解的地方造出新的骨骼。

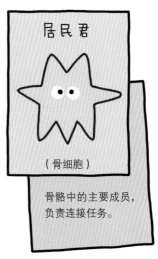

居民君

（骨细胞）

骨骼中的主要成员，负责连接任务。

破坏君将骨骼溶解吸收

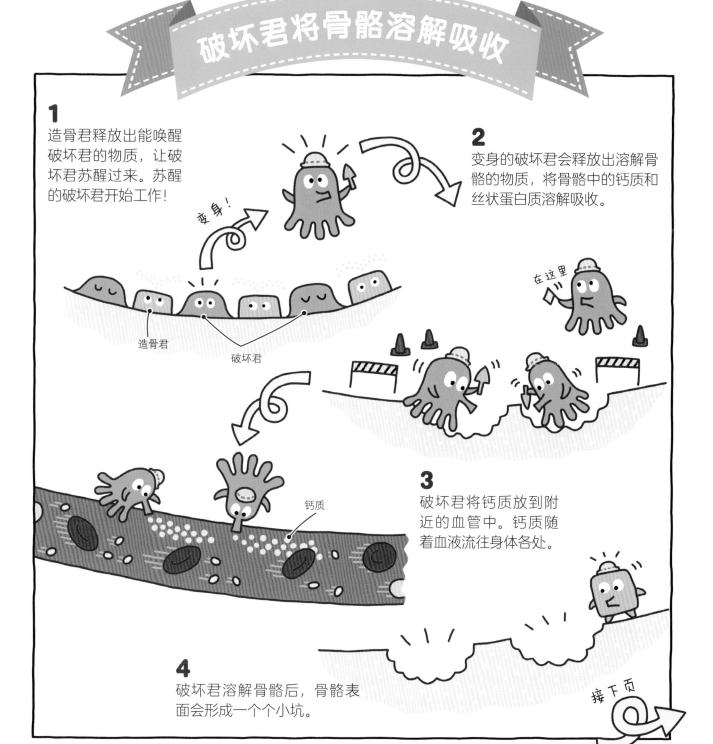

1
造骨君释放出能唤醒破坏君的物质，让破坏君苏醒过来。苏醒的破坏君开始工作！

变身！

造骨君

破坏君

2
变身的破坏君会释放出溶解骨骼的物质，将骨骼中的钙质和丝状蛋白质溶解吸收。

在这里

钙质

3
破坏君将钙质放到附近的血管中。钙质随着血液流往身体各处。

4
破坏君溶解骨骼后，骨骼表面会形成一个个小坑。

接下页

骨骼是钙质的"仓库"

肌肉的收缩舒展、心脏的跳动，还有神经信息的传递，都要用到钙质。由此可见，钙是人体不可或缺的物质。所以，在血液中一直保有一定量的钙质。而骨骼相当于存储钙质的仓库，当血液中的钙含量不够时，破坏君就会溶解骨骼并提取里面的钙质供给血液。

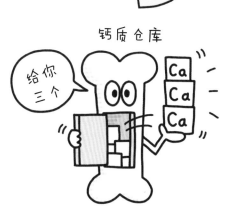

钙质仓库

给你三个

Ca
Ca
Ca

不断重生的骨骼②

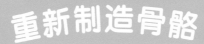
重新制造骨骼

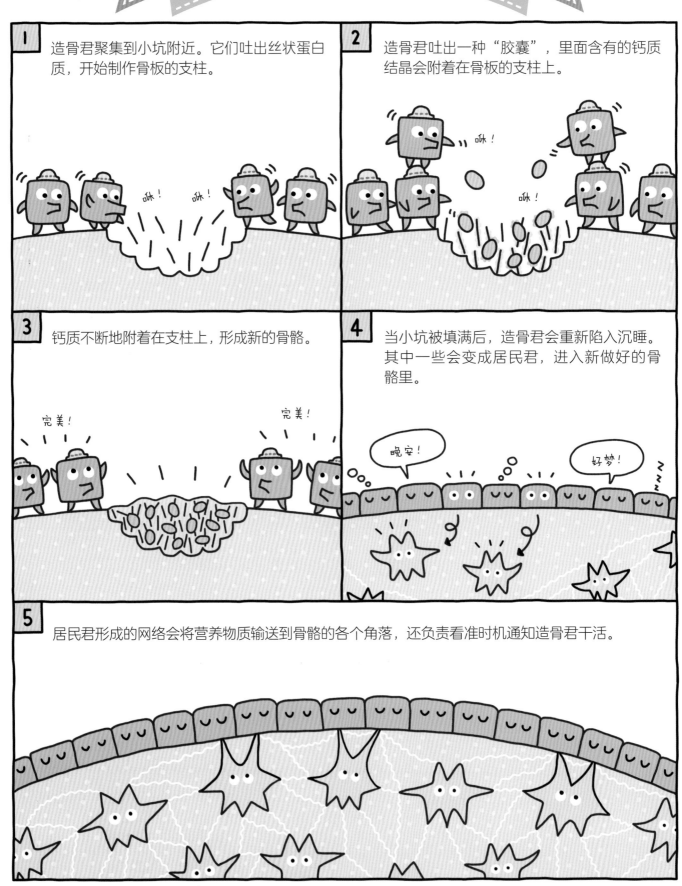

1 造骨君聚集到小坑附近。它们吐出丝状蛋白质，开始制作骨板的支柱。

2 造骨君吐出一种"胶囊"，里面含有的钙质结晶会附着在骨板的支柱上。

3 钙质不断地附着在支柱上，形成新的骨骼。

4 当小坑被填满后，造骨君会重新陷入沉睡。其中一些会变成居民君，进入新做好的骨骼里。

5 居民君形成的网络会将营养物质输送到骨骼的各个角落，还负责看准时机通知造骨君干活。

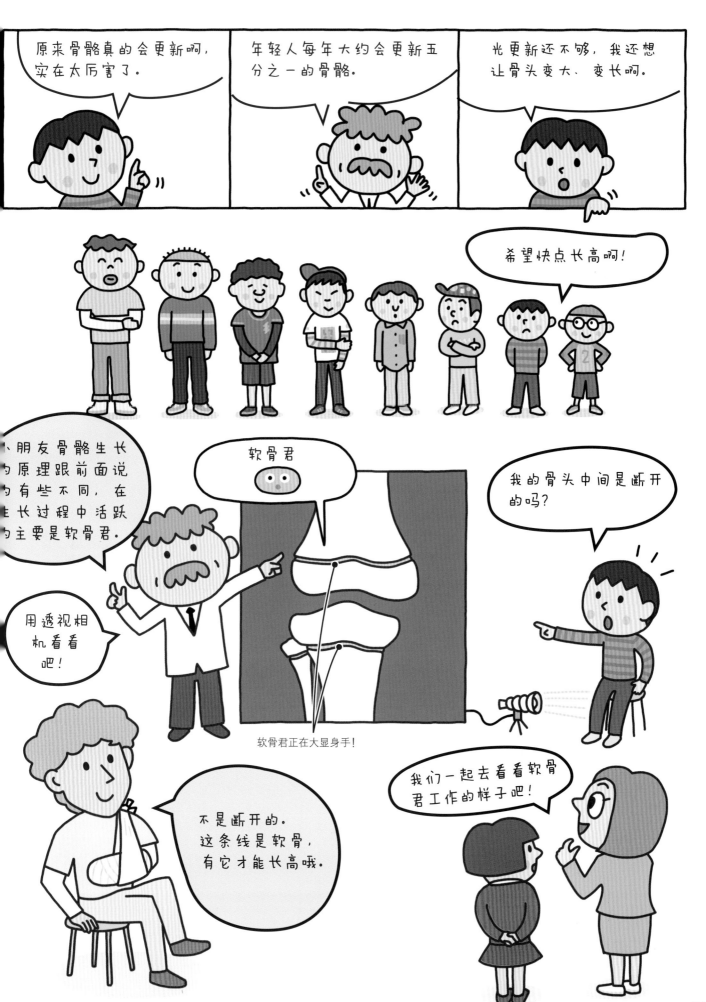

骨骼生长的原理

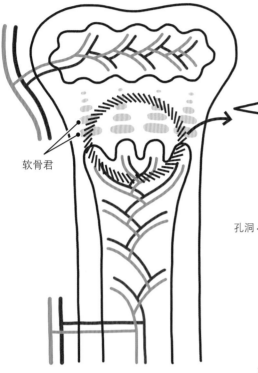

软骨君

形成软骨的原料

年轻的软骨君

上了年纪的软骨君

孔洞

造骨君

软骨君释放出制作软骨用的物质，然后开始生成软骨。

软骨君开始分裂增殖，不断地制造出新的软骨。下面的软骨君上了年纪后会膨胀并裂开，最后死亡。

软骨君死后会形成孔洞，这时，造骨君会收到信号赶来。

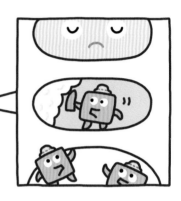

造骨君开始制造骨骼。软骨就是这样被替换成骨骼的。

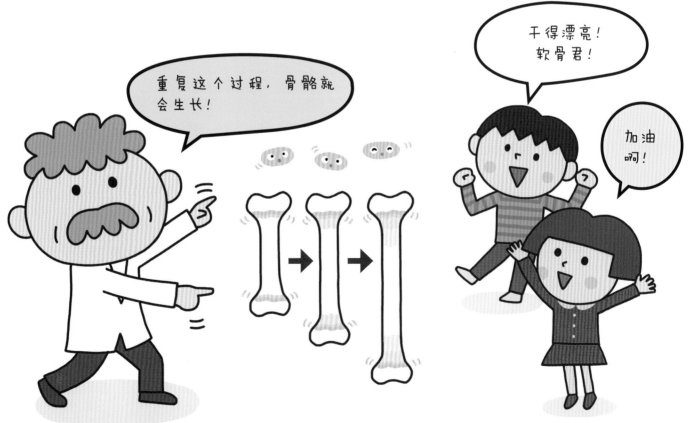

重复这个过程，骨骼就会生长！

干得漂亮！软骨君！

加油啊！

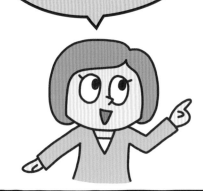

随着年龄增长，形成软骨的速度会越来越慢，图中的这条线也会慢慢变细，最后完全消失。

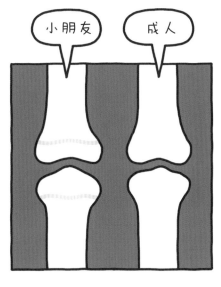

小朋友　　成人

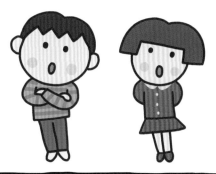

在有这条线的时候才能长高啊。

软骨是骨骼吗？

软骨是光滑、有弹性的组织，它的成分中有一半以上都是水。在手肘和膝盖等关节处，软骨会包裹在骨头外面，像气囊一样减缓外力的冲击。软骨跟骨骼有很深的渊源，它可以连接骨骼，还能在骨骼生成前充当"骨痂"，但软骨里没有血管和神经，这一点是跟骨骼完全不同的。

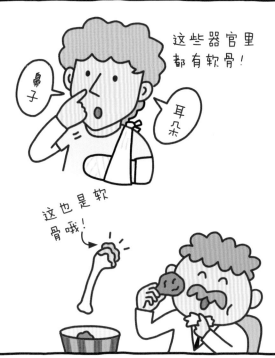

鼻子

耳朵

这些器官里都有软骨！

这也是软骨哦！

睡好觉才能长高！

软骨的生长跟大脑分泌的"生长激素"有关。生长激素能刺激肝脏，让它释放出一种促进软骨生长的物质。生长激素是在人睡着 30 分钟后分泌的，一般晚上 22 点到凌晨 2 点分泌得最多。所以，要想长高，晚上一定要睡好觉哦。

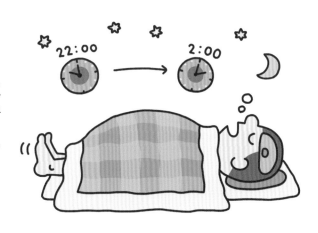

22:00　　2:00

折断的骨头是怎样恢复的

1

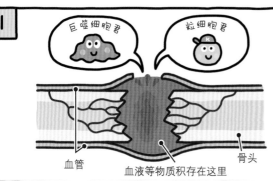

骨折时，伤口附近的血管会出血。折断的骨头已经死亡，它们会被粒细胞和巨噬细胞吃掉。

2

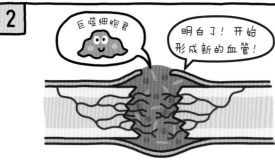

巨噬细胞能促进新血管的形成。

3

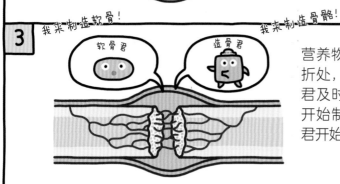

营养物质被输送到骨折处，软骨君和造骨君及时赶来。软骨君开始制造软骨，造骨君开始制造骨骼。

4

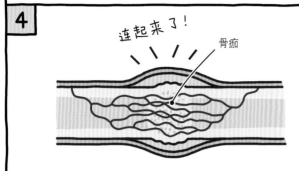

骨痂形成，将折断的骨头连接到一起。骨痂会比正常的骨头大一些，所以骨头看上去像是变粗了。

5

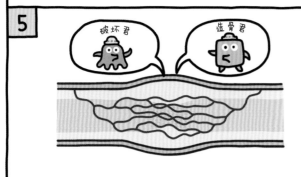

破坏君来到骨折处，将多余的骨骼溶解，之后再由造骨君调整。这个过程反复进行，骨头最后就能恢复原样了。

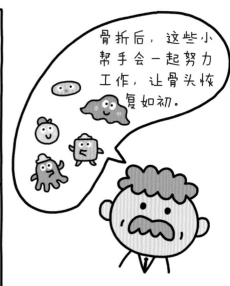

骨折后，这些小帮手会一起努力工作，让骨头恢复如初。

嘿！

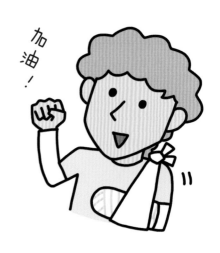

加油！

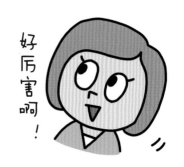

好厉害啊！

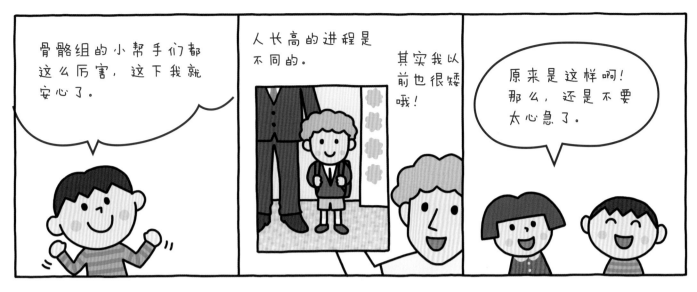

想让骨骼成长，需要……

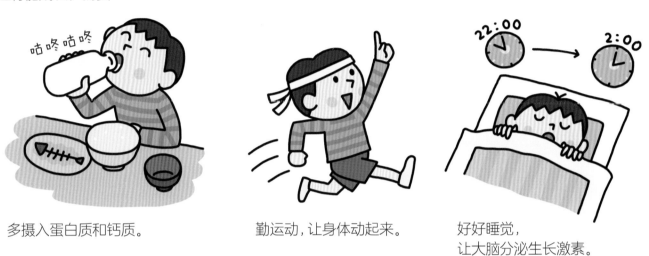

多摄入蛋白质和钙质。

勤运动，让身体动起来。

好好睡觉，
让大脑分泌生长激素。

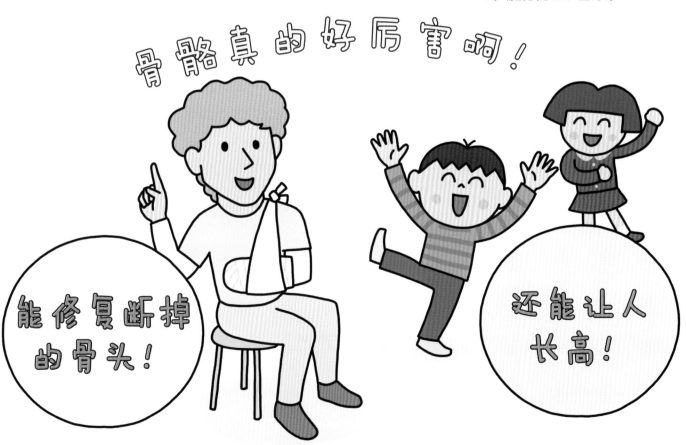

骨骼真的好厉害啊！

能修复断掉
的骨头！

还能让人
长高！

43

有蛀牙了！

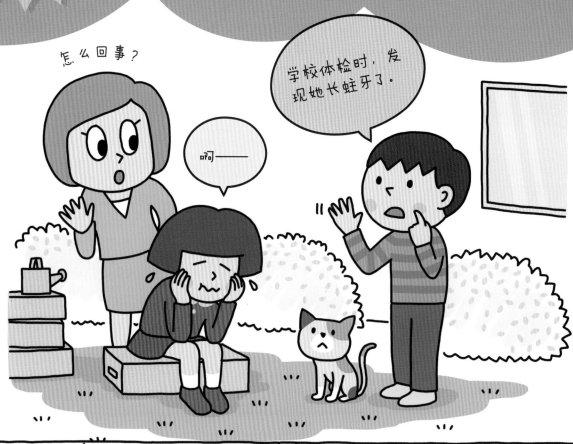

怎么回事？

啊——

学校体检时，发现她长蛀牙了。

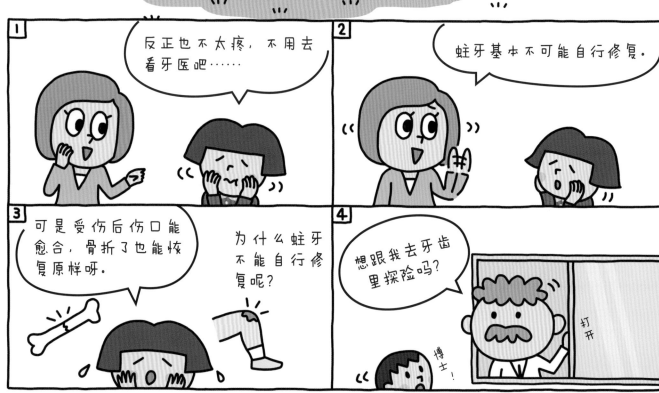

1 反正也不太疼，不用去看牙医吧……

2 蛀牙基本不可能自行修复。

3 可是受伤后伤口能愈合，骨折了也能恢复原样呀。

为什么蛀牙不能自行修复呢？

4 想跟我去牙齿里探险吗？

博士！

打开

牙齿的构造是什么样的

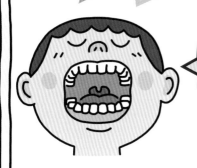

牙齿有长长的牙根，这些牙根镶嵌在下颌骨的孔洞中。完整的牙齿是由三个部分组成的，而且中心有血管和神经。

牙釉质
比骨骼还硬！
牙齿最外层的牙釉质是人体内最坚硬的部分，它们的作用是保护里面的牙本质。牙釉质的主要成分是钙。

牙本质
牙齿的主体！
跟骨骼硬度差不多，而且跟骨骼一样，都是由钙和丝状蛋白质构成的。

牙髓
含有血管和神经，能为牙本质输送营养物质，还能将食物的硬度传递给大脑。

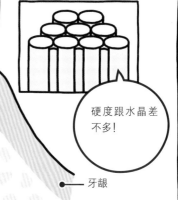

硬度跟水晶差不多！

牙龈

牙周膜
由强度很大的纤维束构成，是连接牙齿和下颌骨的组织，能缓解咀嚼时产生的压力。

牙骨质
保护牙根！
位于牙本质和牙周膜之间，负责保护牙根。

下颌骨

血管

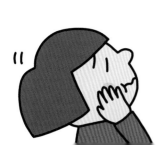

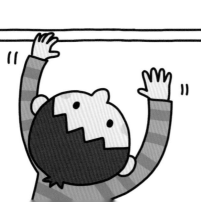

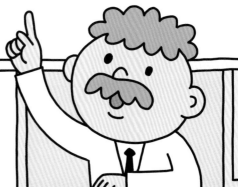

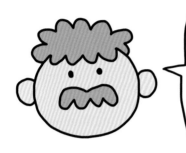

口腔跟肠道一样，里面都有很多细菌。其中的变形链球菌等细菌，会引起蛀牙。

能引起蛀牙的变形链球菌

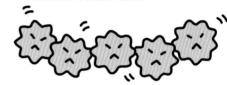

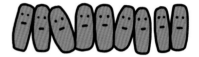

调节口腔环境的乳酸菌

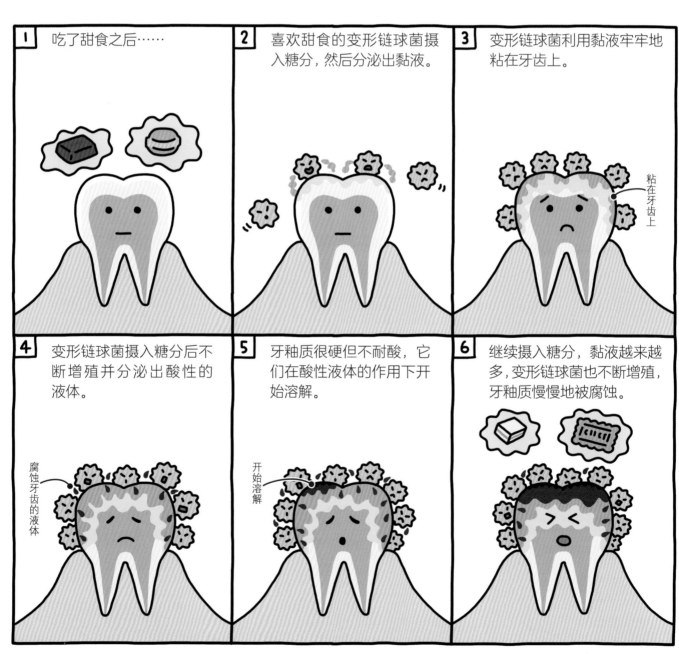

1 吃了甜食之后……

2 喜欢甜食的变形链球菌摄入糖分，然后分泌出黏液。

3 变形链球菌利用黏液牢牢地粘在牙齿上。

粘在牙齿上

4 变形链球菌摄入糖分后不断增殖并分泌出酸性的液体。

腐蚀牙齿的液体

5 牙釉质很硬但不耐酸，它们在酸性液体的作用下开始溶解。

开始溶解

6 继续摄入糖分，黏液越来越多，变形链球菌也不断增殖，牙釉质慢慢地被腐蚀。

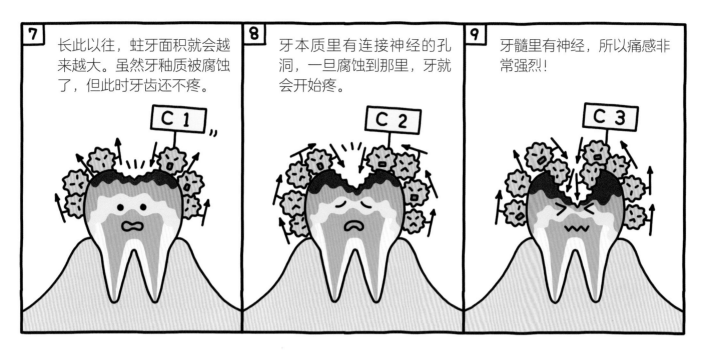

7 长此以往，蛀牙面积就会越来越大。虽然牙釉质被腐蚀了，但此时牙齿还不疼。

C 1

8 牙本质里有连接神经的孔洞，一旦腐蚀到那里，牙就会开始疼。

C 2

9 牙髓里有神经，所以痛感非常强烈！

C 3

能保护牙齿的唾液

人体每天会分泌 1～1.5 升的唾液，它除了能帮助消化和吞咽食物，还能冲掉口腔内增殖的细菌。唾液中含有一定的钙质，能强化新生的牙齿，还能让轻微受损的牙釉质恢复如初。

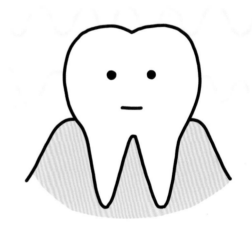

在太空中出现牙疼怎么办

宇航员进入太空前会修复好所有的牙齿。因为气压的变化容易引发牙齿填充物脱落和牙痛。在空间站生活一段时间后，如果宇航员开始牙疼，而且吃了止疼片也不管用，就会让其他宇航员帮忙拔牙！据说他们会在地面上做好相关的培训，还会准备好全套的设备。

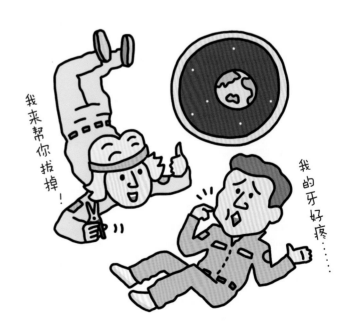

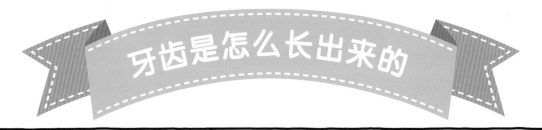

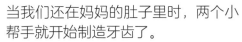

当我们还在妈妈的肚子里时，两个小帮手就开始制造牙齿了。

在牙齿生长过程中，出力最多的就是"牙釉质君"和……

"牙本质君"！

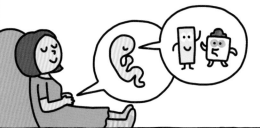

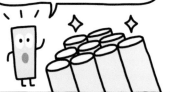

我能制造牙釉质！

我能制造牙本质！

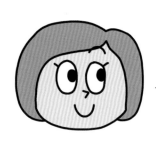

刚开始，牙龈上会长出一个小小的"牙胚"。牙胚长大后，牙根会慢慢地扎下去，顶部则会像小芽一样钻出牙龈。

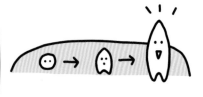

小朋友牙齿的生长过程

我们一起来看看小朋友从出生前到长出牙齿的过程吧。

第1步 形成"牙胚"

～还在妈妈的肚子里·4个月时～

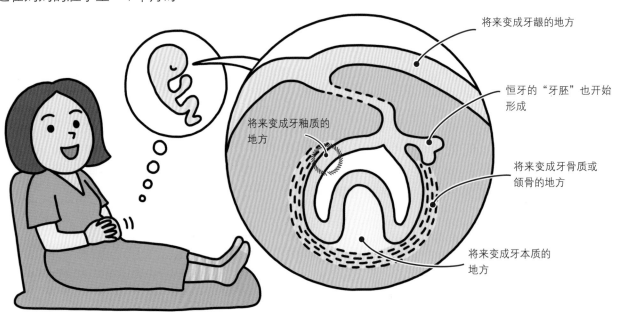

将来变成牙龈的地方

恒牙的"牙胚"也开始形成

将来变成牙骨质或颌骨的地方

将来变成牙釉质的地方

将来变成牙本质的地方

将来变成牙龈的地方，皮会凹进去，"牙胚"就是在这里形成的。

第2步 颌骨开始形成，
牙齿继续生长

~还在妈妈的肚子里·7～8个月时~

牙本质和颌骨开始形成，同时做好形成牙根的准备工作。形成恒牙的准备工作也在慢慢进行中。

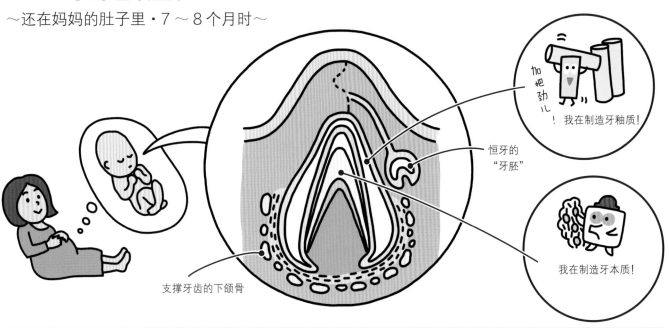

加把劲儿！我在制造牙釉质！

恒牙的"牙胚"

我在制造牙本质！

支撑牙齿的下颌骨

第3步 牙齿长出来了

~出生后6个月时~

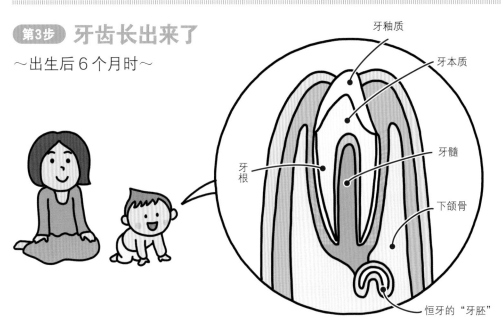

牙釉质

牙本质

牙髓

牙根

下颌骨

恒牙的"牙胚"

颌骨上形成镶嵌牙齿的孔洞。牙根会慢慢生长并伸进这些孔洞。恒牙的牙胚上开始形成牙釉质和牙本质。

牙釉质君消失了

负责制造牙釉质的牙釉质君，在牙釉质完全成形后就会消失。也就是说，牙齿一旦长好，就无法形成新的牙釉质了。
骨骼和皮肤受伤后能恢复，但蛀牙却无法恢复原样。
牙本质君则一直存在，即使我们长大成人也会继续制造牙本质。

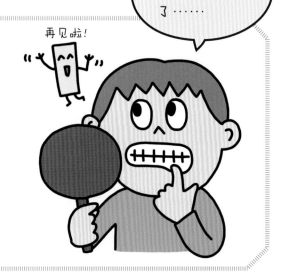

要是牙釉质君还在就好了……

再见啦！

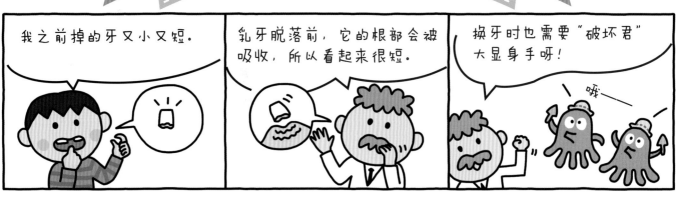

人是怎样换牙的

（漫画格1）我之前掉的牙又小又短。

（漫画格2）乳牙脱落前，它的根部会被吸收，所以看起来很短。

（漫画格3）换牙时也需要"破坏君"大显身手呀！ 哎——

慢慢生长的恒牙

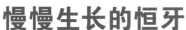

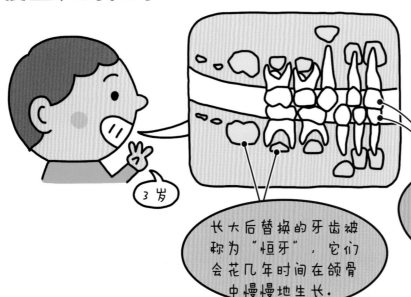

乳牙长齐后，在牙齿下方的颌骨中，恒牙开始生长。恒牙会花6～10年的时间慢慢地生长。

3岁

长大后替换的牙齿被称为"恒牙"，它们会花几年时间在颌骨中慢慢地生长。

小朋友的牙齿被称为乳牙，乳牙总共有20颗。

花 6 ～ 10 年时间慢慢生长

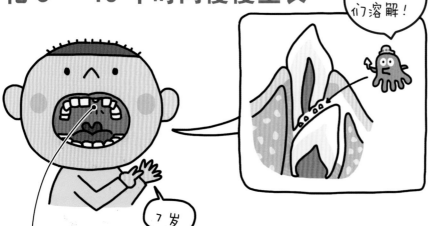

我来把它们溶解！

恒牙长大后，在骨骼中活跃的"破坏君"就会开始行动。它们会溶解、吸收乳牙的牙根，让乳牙松动。与此同时，恒牙形成牙根并开始向上生长。之后，乳牙会挨个儿脱落，恒牙慢慢成形。

7岁

到12岁时，乳牙就会换成28～30颗恒牙

有些鲨鱼竟有两万颗牙

鲨鱼和鳄鱼的牙齿会不断更新。特别是鲨鱼，它们的颌骨上长着好几排牙齿，前面的牙齿脱落了，后面的牙齿马上会来填补空位。有些鲨鱼几天就会换一次牙，更有甚者，十年竟然能长出两万颗牙。鲨鱼和鳄鱼的牙齿很像，都是浅浅地长在牙龈表层，所以替换起来也比较容易。

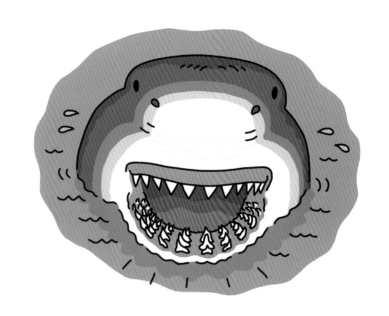

大象会换五次牙

虽然大象的头很大，但它的嘴却很小。最初，大象的嘴里面只长着上下左右共四颗臼齿。大象换牙的过程跟人类不同，它们的新牙不是从旧牙下面顶上来的，而是从后面慢慢地露出来往前长。旧牙在向前长的过程中会慢慢磨损，最后直接脱落，完全被新牙替代。大象一生会换五次牙。

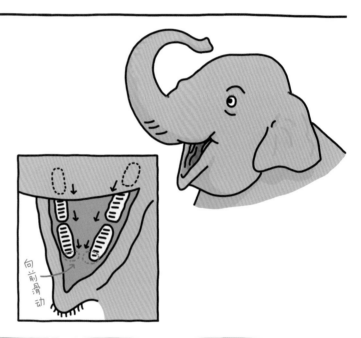

世界上首例装假牙的驴

1939 年，日本东京的上野动物园迎来了一头名叫"一文字"的驴。它拉车时憨厚可爱的样子很招人喜欢。1963 年，上了年纪的一文字牙齿变坏，甚至到了吃不了东西的状态。为了帮助它，人们请人类的牙医为它制作了一副假牙。驴的脸很长，为它制作假牙可不是一件容易的事，但这个牙医很执着，一直努力调整，最后终于做出了世界上第一副驴用假牙。装假牙时，一文字没有抵抗，而且很快就用这副假牙去吃草了。

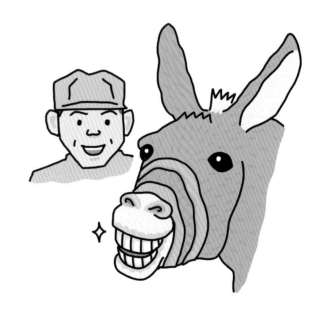

51

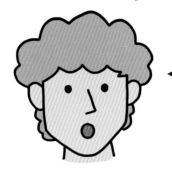

牙齿的功能不只是用来吃东西

牙齿的功能不只是用来吃东西。在日常生活的很多场景里，牙齿都在发挥很大的作用。

咬紧牙关，才能使出全力

我们在提重物时，会不自觉地咬紧牙关。在咬紧牙关的那一瞬间，身体可以调动起全身的肌肉。棒球选手击球时、足球选手射门时，都要咬紧牙关才能使出全力。

年轻的成年人在咬牙时，磨牙会承受大约66千克的重量，这个重量跟他们的体重差不多。运动员很容易犯牙疼的毛病，所以他们一般都会很细心地保养牙齿。

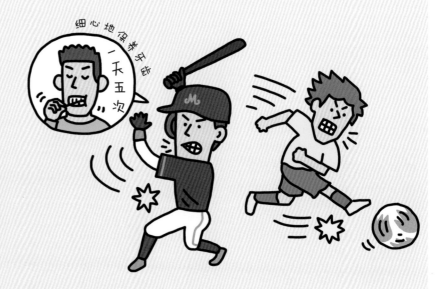

对奥运选手来说，牙齿是命脉

奥运会期间，运动员们居住的奥运村会开设有各种各样的医院，其中最火爆的就是牙科医院。在1998年日本长野举办的冬季奥运会上，有260名奥运选手接受了牙医的治疗。

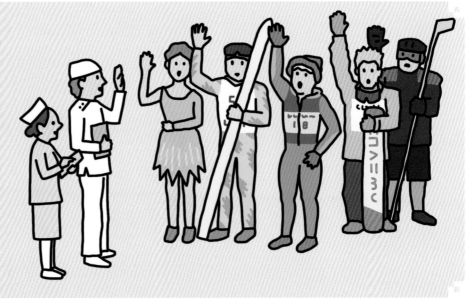

维持大脑的活力

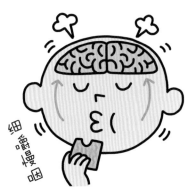

细嚼慢咽

我们在吃东西时，会咀嚼、品尝和吞咽。这是非常复杂的动作，需要用到下颌、口腔和喉咙等部位的肌肉，还有各种各样的神经。所以，人在吃东西时，大脑也在高速运转着。如果没有从小养成细嚼慢咽的习惯，或是上了年纪牙口变差，大脑的活动就会随之减弱。好好咀嚼并品尝食物的味道，对维持大脑活力是很重要的。

让人笔直地站立和行走

让我们一起来做个实验。请闭上眼睛原地踏步一分钟，踏完步大家应该都觉得自己没有移动，但睁开眼睛却发现移动了很多。接下来，我们将明信片对折后咬在嘴里，再闭眼原地踏步一分钟，这次移动的幅度会变小。

将上下牙咬合起来，能让下颌处于一个很正的位置，这样我们就能站得很直。由此可见，牙齿的正确咬合能帮人体保持平衡，还有助于维持良好的体态。

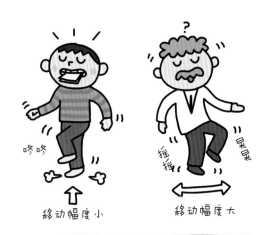

咚咚

移动幅度小

摇摆　晃晃

移动幅度大

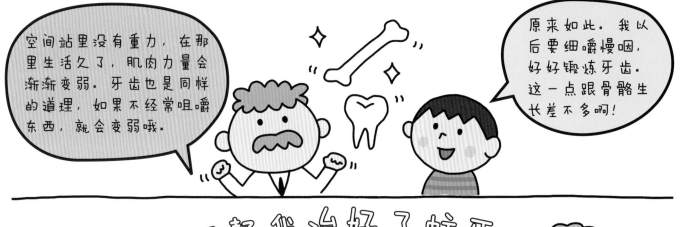

空间站里没有重力，在那里生活久了，肌肉力量会渐渐变弱。牙齿也是同样的道理，如果不经常咀嚼东西，就会变弱哦。

原来如此。我以后要细嚼慢咽，好好锻炼牙齿。这一点跟骨骼生长差不多啊！

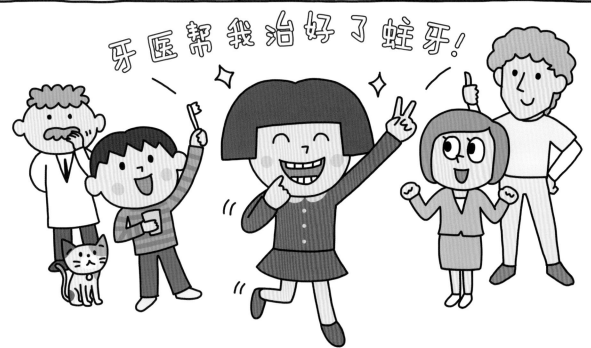

牙医帮我治好了蛀牙！

SOS 状况 6 皮肤晒伤了真难受！

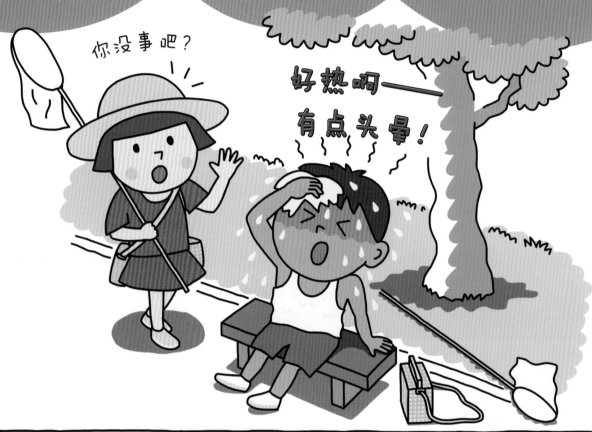

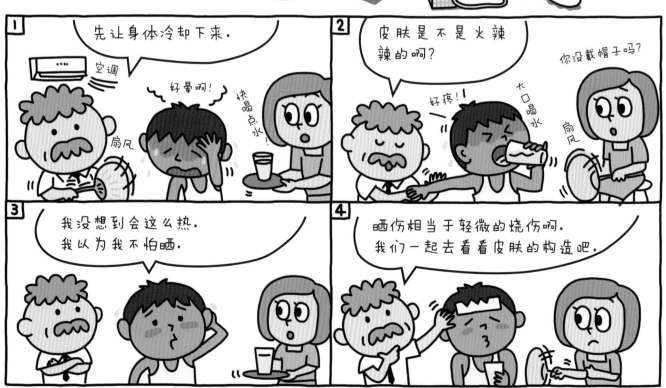

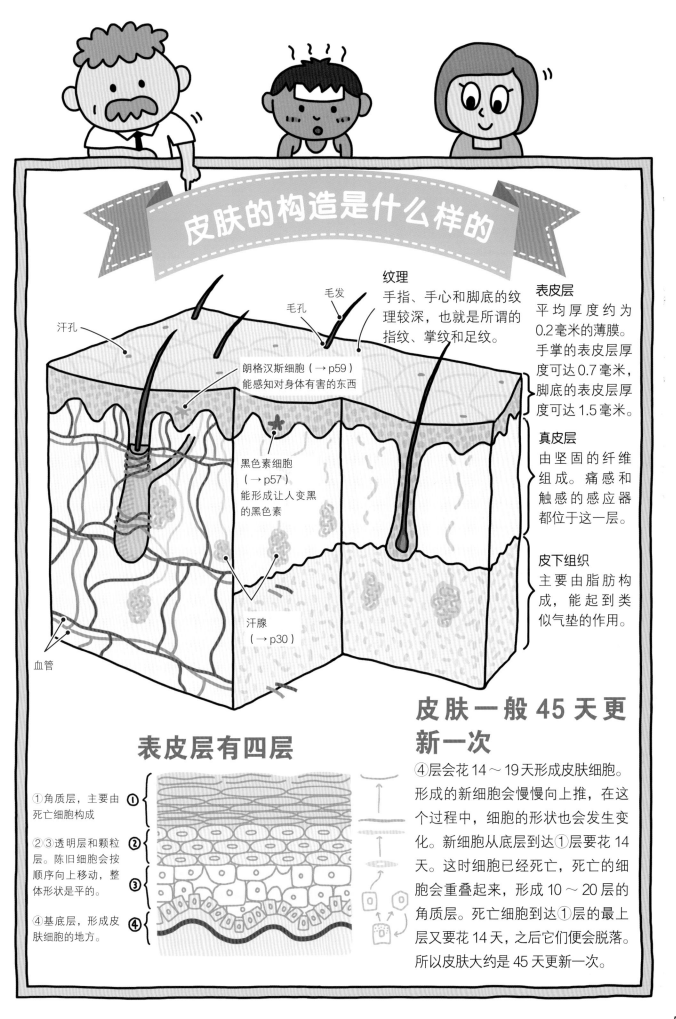

皮肤的构造是什么样的

汗孔

毛孔

毛发

纹理
手指、手心和脚底的纹理较深，也就是所谓的指纹、掌纹和足纹。

朗格汉斯细胞（→p59）
能感知对身体有害的东西

黑色素细胞
（→p57）
能形成让人变黑的黑色素

汗腺
（→p30）

血管

表皮层
平均厚度约为0.2毫米的薄膜。手掌的表皮层厚度可达0.7毫米，脚底的表皮层厚度可达1.5毫米。

真皮层
由坚固的纤维组成。痛感和触感的感应器都位于这一层。

皮下组织
主要由脂肪构成，能起到类似气垫的作用。

表皮层有四层

①角质层，主要由死亡细胞构成 ①

②③透明层和颗粒层。陈旧细胞会按顺序向上移动，整体形状是平的。 ②

③

④基底层，形成皮肤细胞的地方。 ④

皮肤一般45天更新一次

④层会花14～19天形成皮肤细胞。形成的新细胞会慢慢向上推，在这个过程中，细胞的形状也会发生变化。新细胞从底层到达①层要花14天。这时细胞已经死亡，死亡的细胞会重叠起来，形成10～20层的角质层。死亡细胞到达①层的最上层又要花14天，之后它们便会脱落。所以皮肤大约是45天更新一次。

晒伤的地方为什么会疼

1 阳光中的紫外线照射到皮肤上……

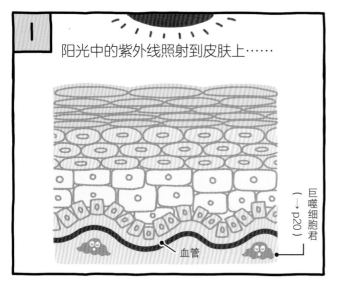

巨噬细胞君 (→ p20)

血管

2 皮肤细胞受损，发出求救信号，信号被传到血管里。

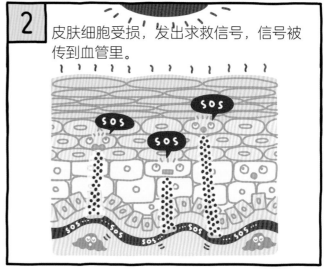

SOS

3 血管扩张，增加血液流动，痛感的感应器受到刺激。

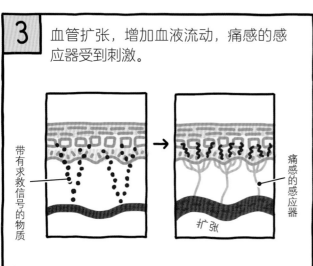

带有求救信号的物质

痛感的感应器

扩张

4 皮肤开始变红，而且火辣辣地疼。

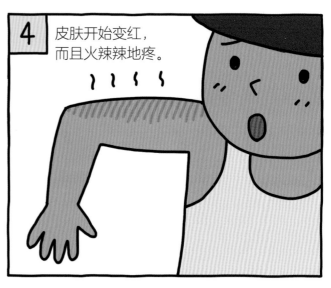

5 细胞受损严重时，会一直发送求救信号……这时，血管和巨噬细胞都意识到"大事不好了"！

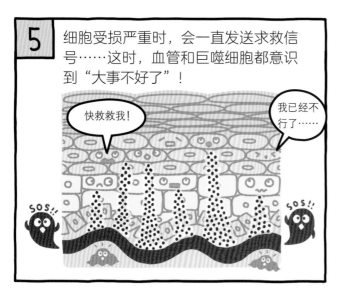

快救救我！

我已经不行了……

SOS!!

6 从血管的空隙中渗出水分，有时还会形成水泡。

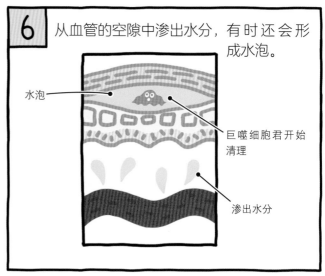

水泡

巨噬细胞君开始清理

渗出水分

为什么晒太阳会变黑呢

紫外线是一种能用来杀菌的光线，它会对细胞造成损伤。当我们受到强烈的紫外线照射时，为了保护人体，黑色素细胞就会展开行动！

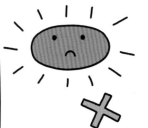

黑色素细胞君

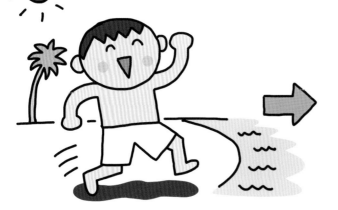

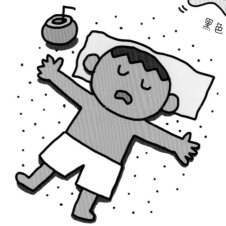

1

紫外线照射到黑色素细胞时，它就会苏醒过来。

黑色素细胞君

2

不能让紫外线伤害到大家！

苏醒的黑色素细胞开始分泌黑色素"原料"，然后把它们转移给周围的细胞。

黑色素"原料"

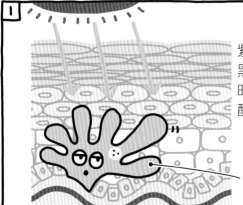

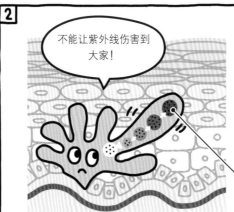

3

黑色素"原料"进入其他细胞后，会形成粒状的黑色素，细胞就会慢慢地变黑。

4

紫外线被吸收了！

黑色的细胞被推到皮肤表面，皮肤就变黑了。黑色素会吸收紫外线，来保证下层细胞的安全。

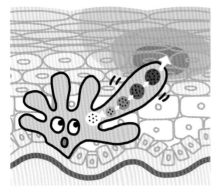

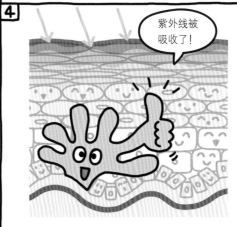

我们的祖先皮肤都很黑。

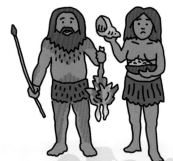

②七万年前
柳江人
人类往北迁移了一些，他们的体毛变得稀疏，肤色开始变浅。

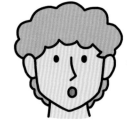

①很久以前
人类生活在日照强烈的地区，为了保护自己的皮肤，人们的肤色都很深。

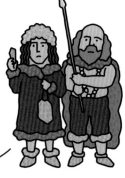

③两三万年前
克罗马农人
继续往北迁移，人们的肤色变得更浅了。

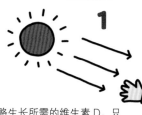

接触太多紫外线是有害健康的，但完全没有紫外线也不行。

紫外线还能调整人的作息，让人在晚上得到充分的休息。

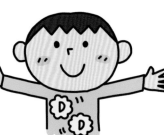

1

2

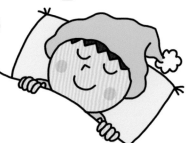

骨骼生长所需的维生素 D，只有照射到紫外线才能生成。

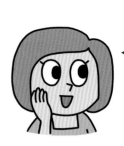

人类移居到日照不太强烈的地方后，为了吸收和利用紫外线，肤色就变浅了。

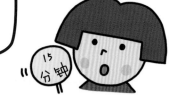

据说，每天只要接受15分钟的紫外线照射就足够了。

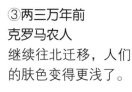

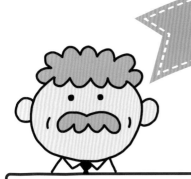

皮肤是保护人体的屏障

除了紫外线，皮肤还能保护人体免受其他各种危险因素的侵害。它是一层很棒的"屏障"！

保住身体中的水分

人体的 60% 以上都是水。不但细胞里充满了水，就连细胞和细胞之间也有水。血液中也有一半以上是水。人的整个身体就像一个大水袋，里面都是细胞这种水球，中间由血管连接，就连空隙也填满了水。而皮肤就是这个大水袋的"皮"，没有它，水分就会一点一点地流失。

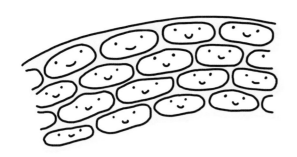

比两张普通书桌面积还要大的感应器

如果将成人的皮肤平铺，面积可能会比两张书桌的面积（两张书桌的面积约为 1.44 平方米。成年人的皮肤表面积为 1.5～2 平方米）还要大。皮肤的总重量约为 10 千克，它的重量在构成人体的器官中是最重的。

皮肤中有 300 多万个感知"疼痛""热度"和"触觉"等的感应器。它们会收集各种各样的信息，然后把它们传递给大脑。

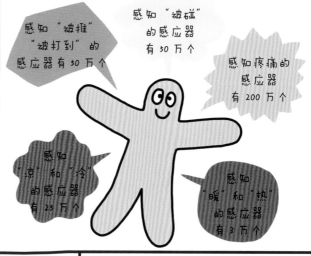

感知"被推""被打到"的感应器有 50 万个

感知"被碰"的感应器有 50 万个

感知疼痛的感应器有 200 万个

感知"凉"和"冷"的感应器有 25 万个

感知"暖"和"热"的感应器有 3 万个

防止"危险因素"入侵的屏障

皮肤中有分泌油脂的地方，它分泌的弱酸性油脂覆盖在皮肤表面，能起到抑制细菌增殖的作用。表皮细胞还会分泌杀菌物质，来保护整个皮肤。另此，表皮层还有"朗格汉斯细胞"这个警卫员，当入侵者企图越过屏障时，朗格汉斯细胞君会立刻通知辅助性T细胞君（→p75）等小帮手，让它们将入侵者解决掉。

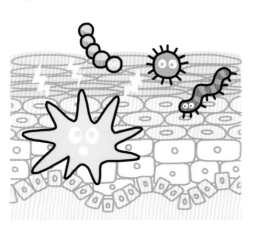

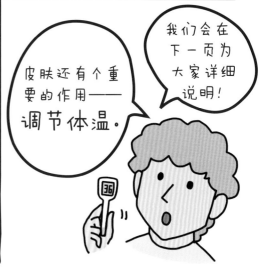

皮肤还有个重要的作用——调节体温。

我们会在下一页为大家详细说明！

皮肤是一个大空调

皮肤是一个将热量散发到体外的空调。如果没有它，我们的身体就会面临过热的危险。

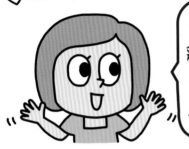

人体在制造能量的过程中会释放大量的热(→p27～29)。只有将这些热量散发到体外，才能维持体温。

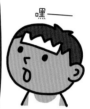

嘿——

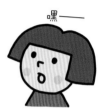

嘿——

通过接触空气来降低体温	用我们意识不到的汗液和呼气时带出的水分来降低体温	用汗液来降低体温
一般情况下，空气的温度比我们的体温低，皮肤接触空气时能释放一定的热量。	即使静止不动，或是在气温不高的情况下，人体也会有少量的汗液从皮肤渗出。还有，我们呼气时会带出水分。这些都能起到降低体温的作用。	人在运动或气温较高时，大脑会发出让身体出汗的命令，借此来降低体温。

每天，我们呼气时带出的水分有 500 毫升

每天，我们意识不到的汗液有 700 毫升

汗腺君，开始出汗!

好的!

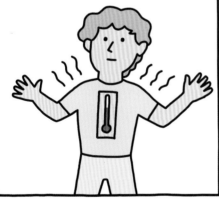

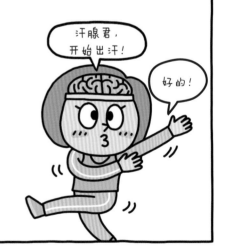

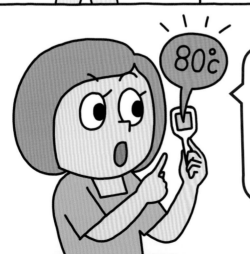

80℃

如果我们不能释放体内产生的热量，只要一天时间，体温就会升到 70℃～80℃。

啊!

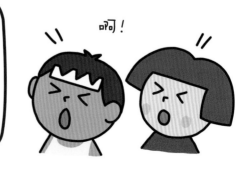

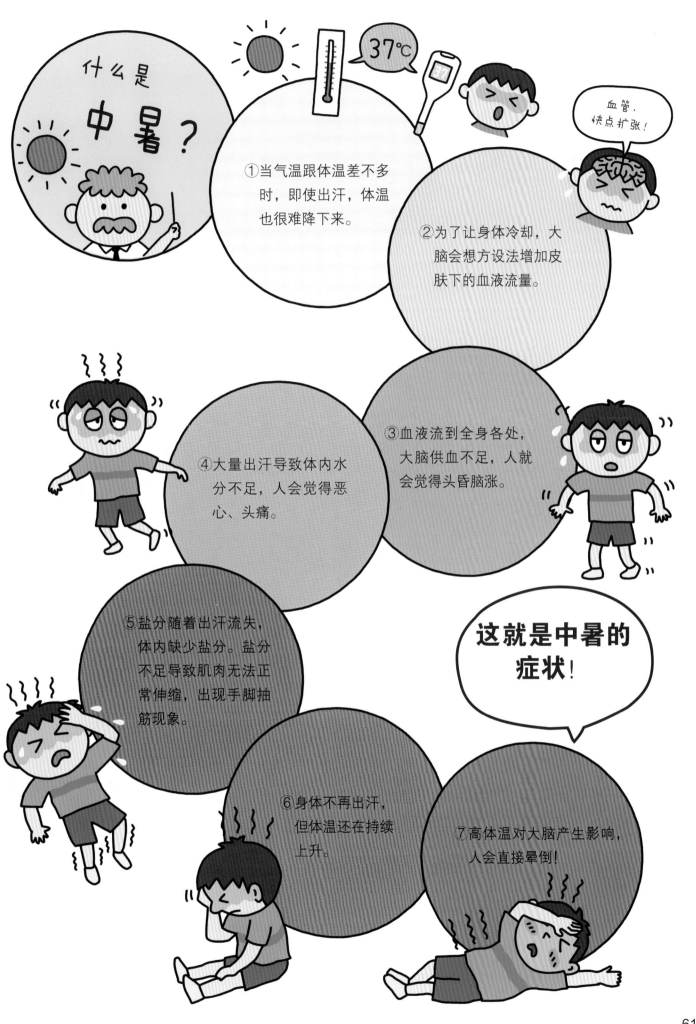

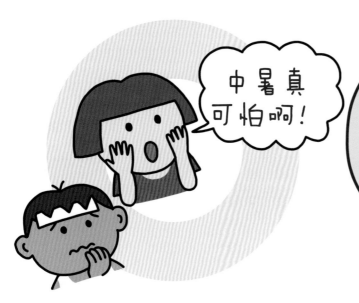

中暑真可怕啊！

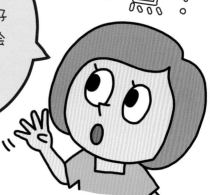

只要注意以下几点，再好好休息，就不会中暑了。

四点！

1 戴帽子、使用遮阳伞能挡住阳光和外界的热量。

2 利用树荫等凉快的地方，一点一点地祛除暑热。

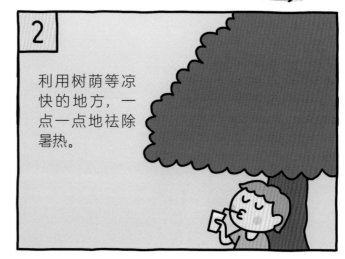

3 让室内恒温28℃。

28℃

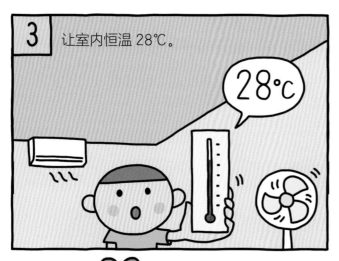

4 在感到口渴前就要分批少量地摄入水分。
除了水分，还要摄入盐分！

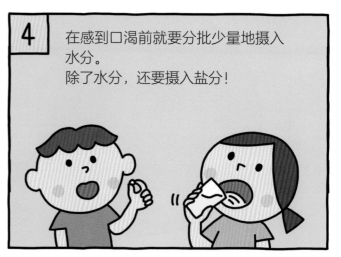

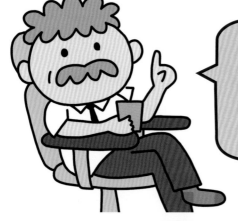

在感觉很累的时候尽量不要出门，而要在家好好休息。
碰到气温突然升高，或是没什么风且湿度较高的天气，就要提高警惕了！

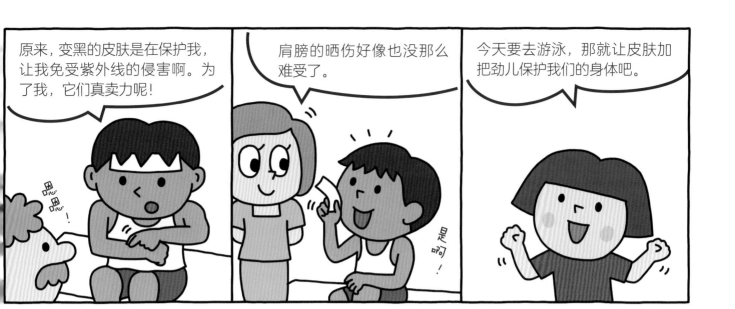

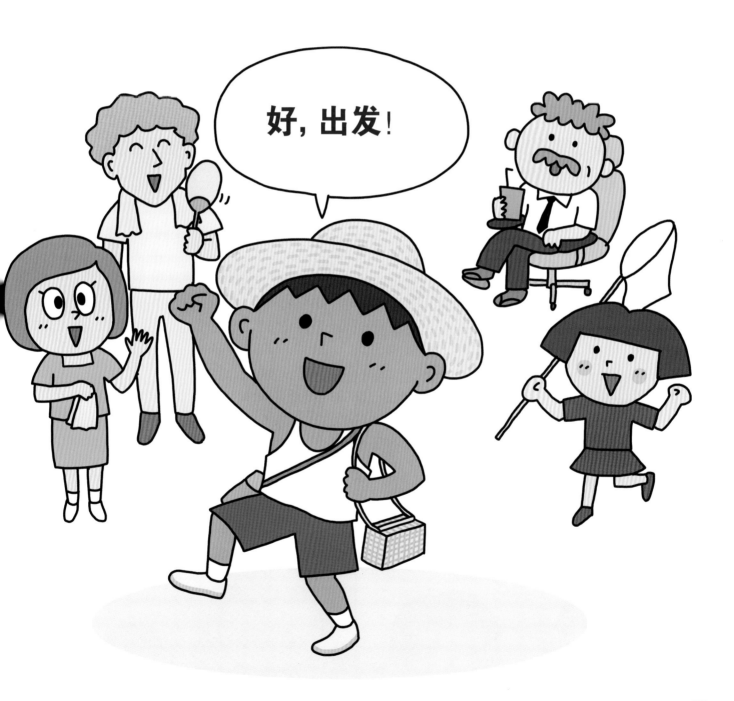

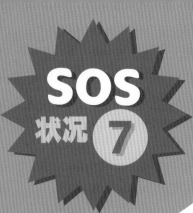

流感导致停课，真是不得了！

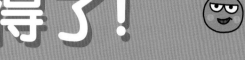

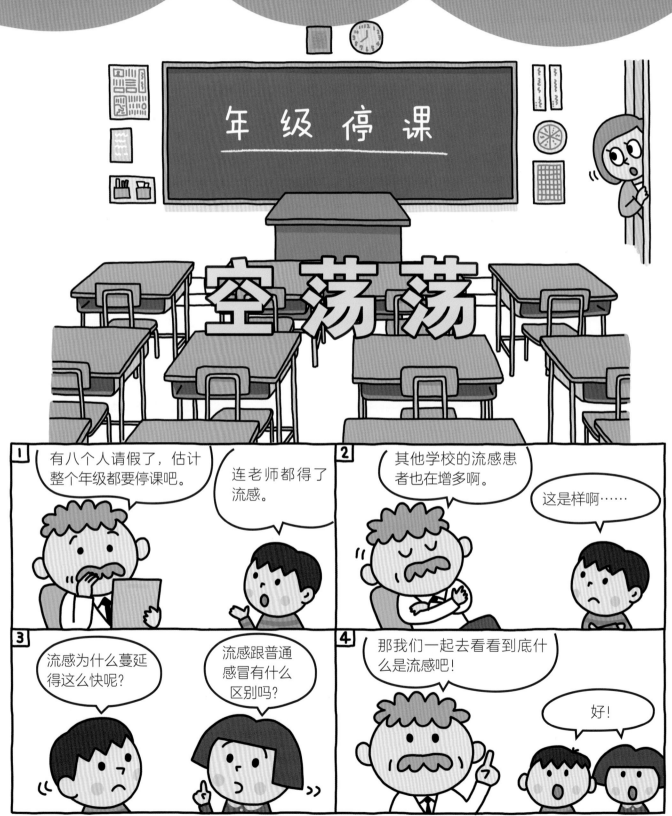

什么是流感

流感是由小小的病毒引起的

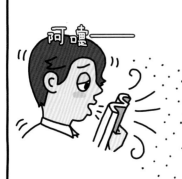

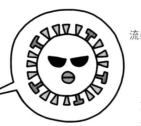

流感病毒

红细胞

流感病毒　　大肠杆菌

流感是由流感病毒引起的。病毒的体积很小，而且它们无法独立繁殖。病毒会进入生物的细胞，然后在里面增殖。流感病毒进入人体后，人会突然发高烧，还会出现咳嗽、打喷嚏、肌肉酸痛等症状。

在鼻子和喉咙里增殖的病毒

流感病毒并不是在人体的每个部位都能增殖。它只有接触到鼻子和喉咙的细胞，才会开始增殖。

鼻子和喉咙表面有一个名为"杯状细胞"（→p15）的小帮手，它们会分泌黏液，来保护鼻子和喉咙的黏膜。但如果我们吸入了别人咳嗽或打喷嚏时喷出的病毒，病毒就会破坏黏液的保护层，然后开始增殖。

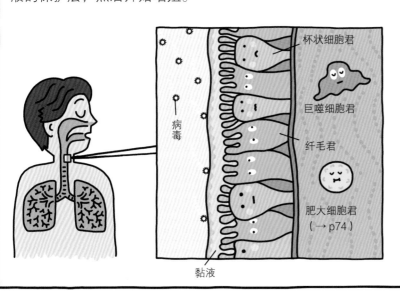

病毒

杯状细胞君

巨噬细胞君

纤毛君

肥大细胞君（→p74）

黏液

甲型流感很容易变异

流感病毒大致可以分为甲型、乙型和丙型三类。甲型流感对人类致病性高，而且很容易产生变异，曾多次在世界范围内大流行。

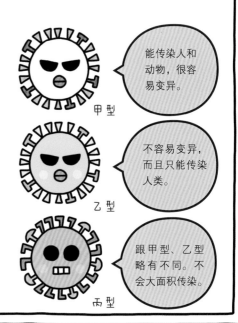

甲型　能传染人和动物，很容易变异。

乙型　不容易变异，而且只能传染人类。

丙型　跟甲型、乙型略有不同。不会大面积传染。

流感跟普通感冒有什么区别？

流感：　会突然发高烧，全身都会出现症状，而且传染性极强。

普通感冒：　症状比较轻微，不会发高烧。

主要区别在这里！

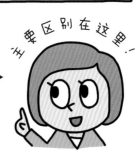

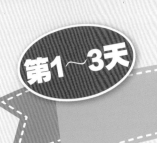

病毒增殖

第1～3天

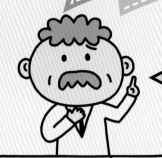

流感病毒在一天内就可大量增殖。很多人在出现症状前就开始到处散播病毒了，所以流感蔓延得非常快。

❶ 病毒进入鼻子和喉咙……

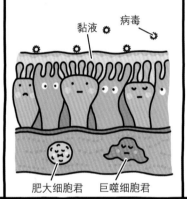

黏液　病毒

肥大细胞君　巨噬细胞君

❷ 病毒进入纤毛和杯状细胞，开始在里面增殖。

纤毛君　杯状细胞君

一天能增殖100万个！一天能增殖100万个！

❸ 纤毛和杯状细胞分泌出消灭病毒的物质，但完全赶不上病毒增殖的速度。

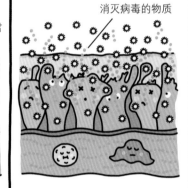

消灭病毒的物质

❹ 肥大细胞感知到危险，分泌出带有求救信号的物质。

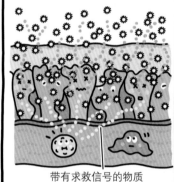

带有求救信号的物质

只是喉咙有点难受，还没有明显的症状。

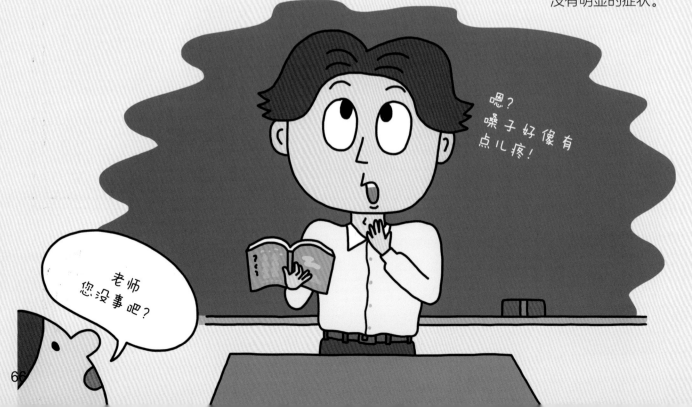

嗯？嗓子好像有点儿疼！

老师您没事吧？

第2~4天

开始发烧

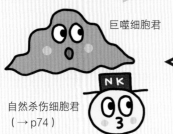

巨噬细胞君

自然杀伤细胞君
（→p74）

我会马上赶到发出求救信号的地方，然后开始消灭病毒。但是，光靠我们是不够的。

① 收到纤毛的求救信号后，自然杀伤细胞迅速赶来。它会消灭被病毒侵占的细胞，同时呼叫巨噬细胞。

② 巨噬细胞被叫醒后，马上赶往现场。它会吃掉死亡细胞和病毒。

③ 巨噬细胞一边吃一边发出求救信号，呼叫其他援兵。

④ 肥大细胞和纤毛也会一直分泌带有求救信号的物质。

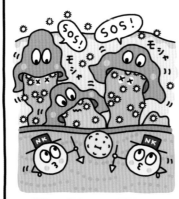

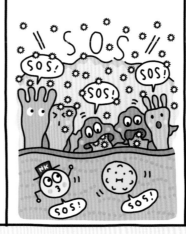

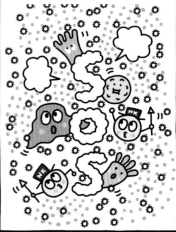

— 自然杀伤细胞君

在这种物质的作用下，人会开始发烧，同时出现肌肉酸痛等症状。为了将病毒排出体外，我们还会咳嗽和流鼻涕。

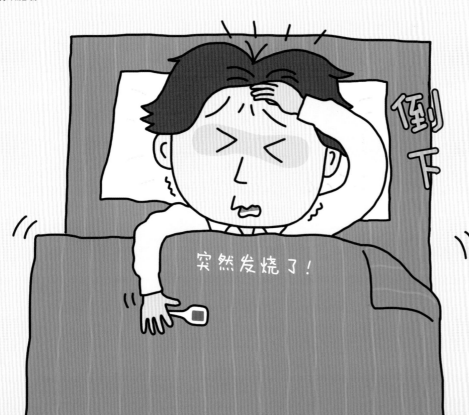

人为什么会发烧呢

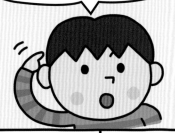

人的大脑里不是有调节体温的"遥控器"（→p30）吗？

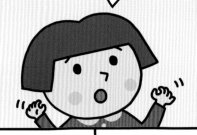

发烧时，那个"遥控器"在做什么呢？

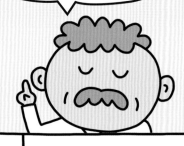

"遥控器"设定的温度，是会改变的！

❶ 巨噬细胞分泌的带有求救信号的物质，会随着血液传递到大脑。

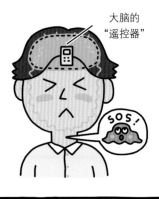

大脑的"遥控器"

SOS!

❷ 大脑的"遥控器"通过毛细血管接收到求救信号。

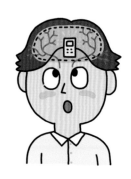

❸ "遥控器"将设定的温度调高，然后向身体各处发出命令。

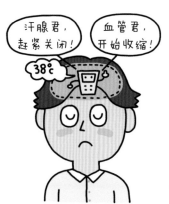

汗腺君，赶紧关闭！

血管君，开始收缩！

38℃

❹ 汗腺陆续关闭，血管开始收缩。这样，热量就被封存在人体里，体温就随之升高。

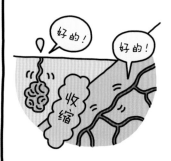

好的！

好的！

收缩

人体分泌出使"遥控器"将设定温度提高的物质，它会刺激痛觉神经，于是就出现肌肉酸痛的症状。

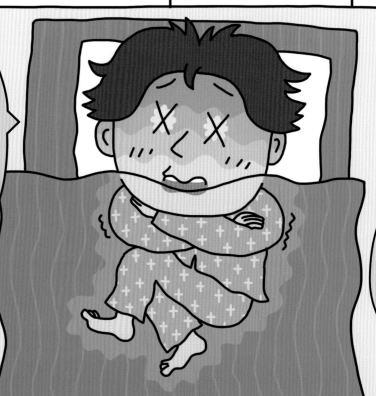

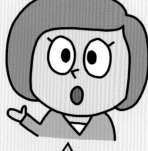

血管收缩后，血液的流动会减少，所以发烧时会出现手脚发凉的症状。

人体的"急救队"开始活跃起来

体温上升后，先赶到求救现场的"急救队"——也就是巨噬细胞开始活跃起来。它们加快吞噬病毒的速度，并继续分泌带有求救信号的物质。这时，病毒的"终结战队"(→p75)开始集结，然后与病毒展开最终决战。

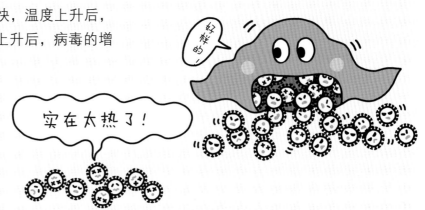

削弱病毒的增殖能力

流感病毒在低温环境下增殖速度很快，温度上升后，它们的活力就会减弱。所以，体温上升后，病毒的增殖速度会下降很多。

有些学者认为，流感病毒在温度超过20℃、湿度超过50%的环境中，就无法继续增殖了。不过，相关的学说有很多，学者们还在继续研究。

发烧时要保证水分摄入，同时给头部和腋下降温

在到达"遥控器"设定的温度前，身体会一直封存热量。全身发冷也是封存热量的手段之一。这时，我们要尽量保暖，但也要给头部和腋下降温，防止烧得太厉害。

体温到达设定温度后，身体就不会发冷了。这时，我们要减少衣物，防止囤积太多热量。发烧时保证水分摄入是重中之重。大家可以多喝些水或运动饮料，如果喝不下去，也可以吃水果。

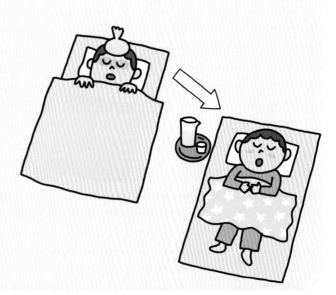

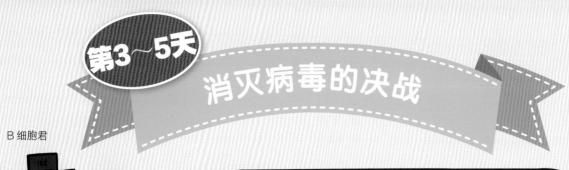

第3～5天

消灭病毒的决战

B 细胞君

辅助性 T 细胞君

杀伤性 T 细胞君

大家好！我们是隶属于白细胞小队的"淋巴细胞"。消灭病毒的最终决战，就交给我们吧！

❶ 辅助性 T 细胞被巨噬细胞的求救信号唤醒后，立刻赶到战场。

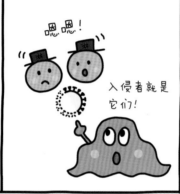

辅助性 T 细胞君

"战场在哪里？"

SOS

❷ 巨噬细胞向辅助性 T 细胞展示病毒的碎片，辅助性 T 细胞进行确认。

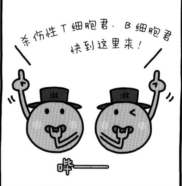

嗯嗯！

入侵者就是它们！

❸ 确认敌人身份后，辅助性 T 细胞开始呼叫伙伴。

杀伤性 T 细胞君、B 细胞君快到这里来！

哔

❹ 杀伤性 T 细胞和 B 细胞被辅助性 T 细胞唤醒后，也赶到战场。

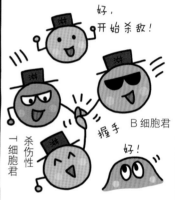

好，开始杀敌！

握手 B 细胞君

T 细胞君 杀伤性

好！

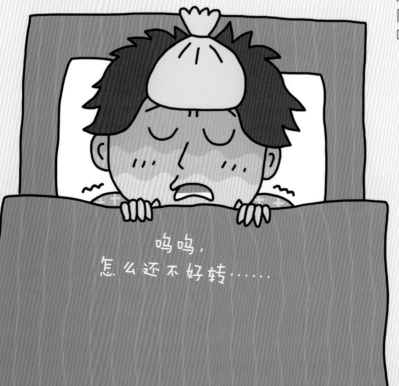

这时，人会一直发烧，同时伴有肌肉酸痛、咳嗽、打喷嚏等症状。

呜呜，怎么还不好转……

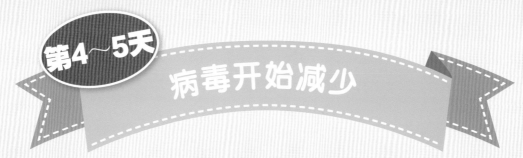

节节收退

流感病毒

来了这么多杀伤性T细胞和B细胞，我们还是撤退吧……

❶ 杀伤性T细胞杀死被病毒入侵的细胞。

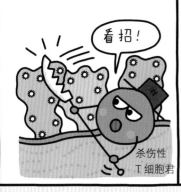

看招！

杀伤性
T细胞君

❷ 辅助性T细胞向B细胞下达制造病毒专用武器的命令。

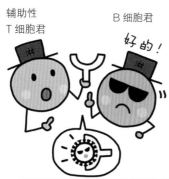

辅助性
T细胞君

B细胞君

好的！

❸ B细胞发射专用武器，病毒被消灭。

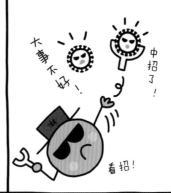

大事不好……

中招了！

看招！

❹ B细胞发射的武器能随着血液的流动，追击逃跑的病毒。

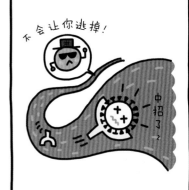

不会让你逃掉！

中招了？

酸痛和乏力都有所缓解，身体在慢慢好转。

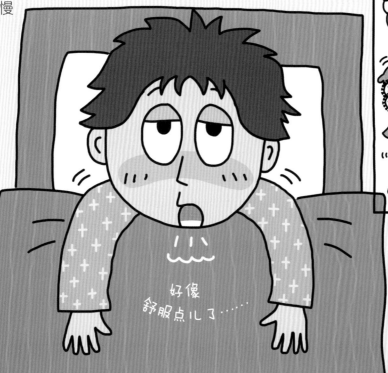

好像
舒服点儿了……

加油！

辅助性T细胞君能分泌让我精力旺盛的物质。那我就打起精神努力干活吧！

第6~7天 **痊愈了**

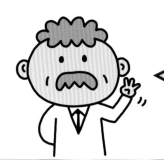

病毒从发烧的第三天开始减少。前后只用一周的时间，流感就痊愈了。

❶ 在大家的努力下，病毒全部被消灭了。

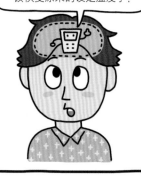

❷ 身体不再分泌带有求救信号的物质，大脑"遥控器"的设定温度也恢复如初。

该恢复原来的设定温度了！

❸ "遥控器"发出命令，让汗腺出汗、血管扩张，来降低身体的温度。

汗腺君　　　血管君

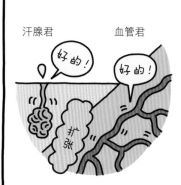

好的！　好的！

扩张

❹ 出汗后，体温顺利下降。

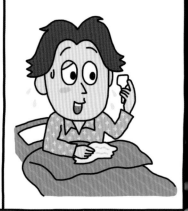

赶紧补充能量，好回学校上课！

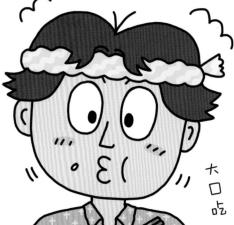

大口吃

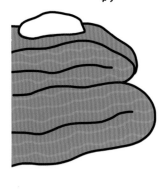

身体一直在发烧，而且还跟病毒战斗了很久，这个过程消耗了很多能量。所以，一定要多吃东西补充营养呀！

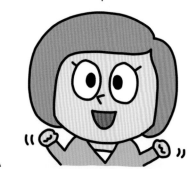

迅速击退再次进攻的敌人

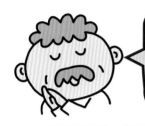

有些 B 细胞和杀伤性 T 细胞会记住敌人的信息以后再陷入沉睡。下次遇到相同的敌人进攻时，就能迅速将它们击退。

杀伤性 T 细胞君

B 细胞君

❶ 恢复和平后，B 细胞等小帮手会陷入沉睡。

晚安！

❷ 有些 B 细胞和杀伤性 T 细胞能记录病毒的信息。

❸ 之后，B 细胞和杀伤性 T 细胞会来到他们的"聚集地"——淋巴结，喉咙上的扁桃体也是淋巴结的一种。

❹ 春去秋来，时间一天一天地过去。

呼   沉睡中

❺ 又到了冬天这个流感盛行的季节。跟之前一样的流感病毒再度来袭

嘿嘿嘿嘿

❻ B 细胞和杀伤性 T 细胞还记得病毒的信息，很快就做出武器，将病毒赶跑了。

呜呜……怎么回事？   在扭了？   为什么啊？

我记得你们！   看招！

接种疫苗，
是让 B 细胞进行"预习"

B 细胞能"记住敌人的信息"，接种疫苗就是利用了它的这个特点。疫苗中有活性很低的病毒，将它注射到人体里，就是为了让 B 细胞记住它。

等下次病毒正式入侵，人体就能迅速做出反应，将病毒击退。这样，即使患病，症状也较轻，有时甚至没有症状。

B 细胞的寿命很长，有些甚至能存活数十年。

就像演习一样。

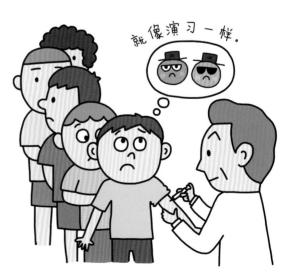

73

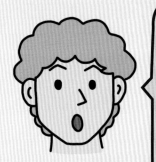

下面给大家介绍能跟细菌和病毒作战的小帮手们，它们基本都是白细胞。正是因为有了这些小帮手，我们的疾病和伤口才能痊愈。

"急救队"的成员们

细菌或病毒入侵人体后，迅速赶往现场的小帮手。

巨噬细胞君
所处位置：身体的各个部位。

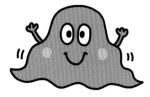

它原本是被称为"单核细胞"的白细胞，后来在穿越血管时变成了巨噬细胞。在日常情况下，巨噬细胞会吞噬人体内的废物来清扫整个人体。但只要发现能引起疾病的东西，巨噬细胞就会立刻赶过去将它吃掉。

粒细胞君
所处位置：平时存在于血管中。

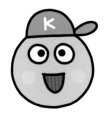

在白细胞中，粒细胞的数量是最多的。一旦接收到巨噬细胞的求救信号，它就会立刻赶去战斗。它的吞噬能力比巨噬细胞还强呢！

自然杀伤细胞君
所处位置：血管或淋巴管里。

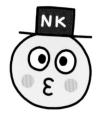

自然杀伤细胞与T细胞和B细胞一样，都是淋巴细胞。它会随着血液或淋巴液的流动，在身体里到处巡逻。碰到被病毒入侵的细胞，它就会毫不犹豫地将其杀死。自然杀伤细胞连癌细胞都能杀死呢！

树突细胞君
所处位置：遍布人体，在皮肤、鼻孔、胃、肠和肺等部位数量较多。

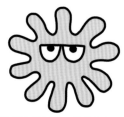

它的身上长着很多像树枝一样的突起，所以被命名为树突细胞。位于皮肤下的树突细胞，被称为"朗格汉斯细胞"（→ p59）。它能吃掉进入人体的细菌和病毒，然后把敌人运送到小帮手的"聚集地"去。

肥大细胞君
所处位置：皮肤和内脏的黏膜内壁。

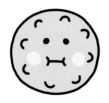

它不会像其他小帮手那样随着血液或淋巴液移动。碰到自己以外的东西时，它会分泌消灭这些东西的物质。它跟花粉症等过敏反应有关。

人体的淋巴管

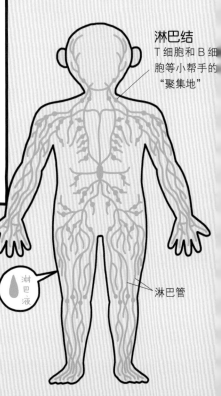

淋巴结
T细胞和B细胞等小帮手的"聚集地"

淋巴液

淋巴管

什么是淋巴液

除了血管，人体内还遍布着淋巴管。淋巴管内流动的液体，就是淋巴液。血液中的水分会从毛细血管渗出，进入人体的各个部位，同时将营养物质输送过去。这些水分会跟体内的垃圾一起被淋巴管吸收。被吸收进淋巴管的液体就是淋巴液，它跟受伤后渗出的透明液体是同一种物质。

"终结战队"的成员们

对进入人体的细菌和病毒进行调查，确认其身份后再战斗的小帮手，能制造出专门针对敌人的武器，所以杀伤力很强。这些小帮手会在最终决战时击退敌人。

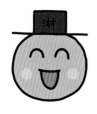

辅助性 T 细胞君
所处位置：淋巴管和血管里

终结战队的队长。它会从巨噬细胞那里获取情报，然后告诉杀伤性 T 细胞"哪些是敌人"，再命令 B 细胞制造针对敌人的武器。提高巨噬细胞的活力，也是它的工作之一。

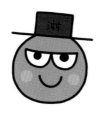

杀伤性 T 细胞君
所处位置：淋巴管和血管里

从辅助性 T 细胞那里获取信息后，开始寻找被敌人入侵的细胞，然后将敌人杀死。跟急救队的自然杀伤细胞工作性质相同，但它能找出被自然杀伤细胞遗漏的敌人。

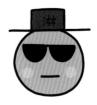

B 细胞君
所处位置：淋巴管和血管里

B 细胞能根据辅助性 I 细胞提供的信息，制造出专门针对敌人的武器。如果对方是首次出现的敌人，它要花一周左右才能制造出武器；如果对方是以前见过的敌人，只要几天，它就能做好战斗准备。

终结战队的"聚集地"

淋巴管遍布身体各处，它们汇合的地方被称为"淋巴结"。人体中大约有 8000 个淋巴结。淋巴结中有很多小袋子，它的作用就是清理淋巴液中的垃圾。终结战队的成员一般都聚集在淋巴结里，它们可以随着淋巴液和血液去往身体各处，也可以在这里接收树突细胞带来的敌情信息。

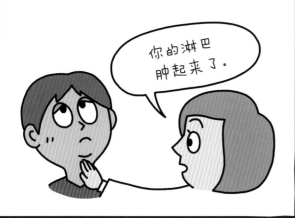

终结战队的"学校"

辅助性 T 细胞和杀伤性 T 细胞从小就要学习辨别敌人的方法，并接受测试。有些 T 细胞会将自己的同类误认为敌人，如果发生这种情况，它们就会被判定为不合格，然后被无情地淘汰掉。
这个像学校一样的地方被称为"胸腺"，它位于心脏上方。
B 细胞会在骨髓中接受同样的测试，只有通过测试才能继续存活。

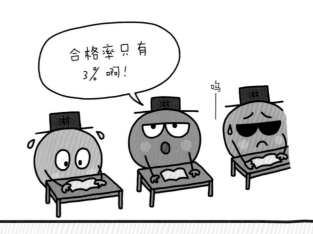

玩手机、玩游戏导致身体不适！

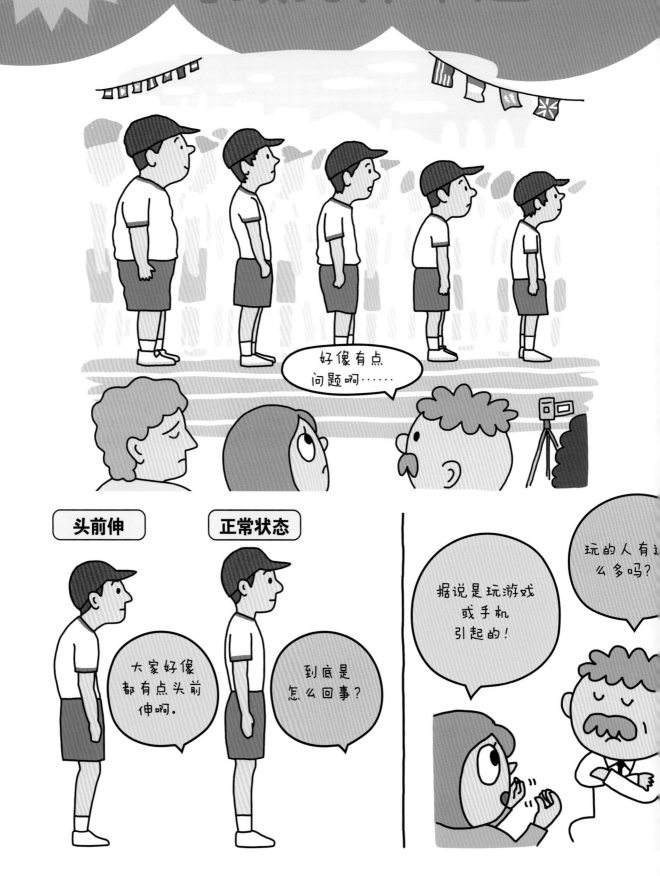

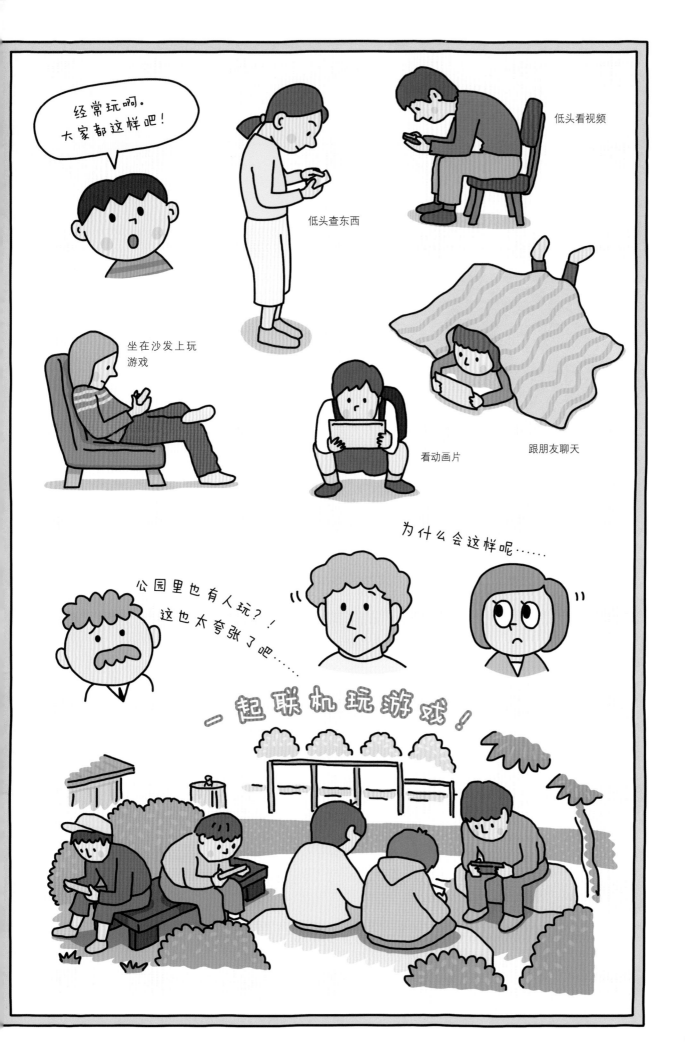

用眼过度

对眼睛来说，盯着手机和游戏机是件很辛苦的事。我先给大家讲讲眼睛的运作方式吧！

眼睛是如何工作的

眼球是像蛋白一样柔软的球体，它的外面包裹着坚固的膜。光线从晶状体这个能伸缩的透镜进入，在视网膜上成像。接着，神经将视网膜感知的明暗、颜色、形状等信息传递给大脑，在大脑中形成图像。

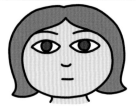

从正面看

眼珠（瞳孔）
光线进入的地方。

睫毛

角膜

虹膜
能调节进入瞳孔的光线，是个类似于窗帘的东西。

结膜

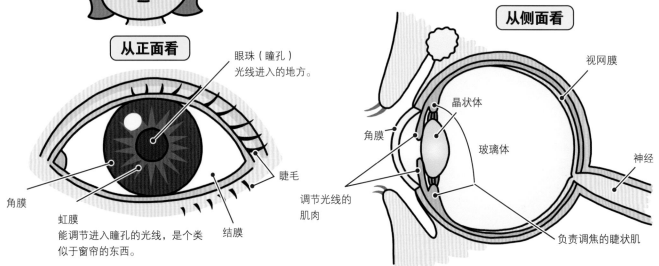

从侧面看

视网膜

晶状体

角膜

玻璃体

神经

调节光线的肌肉

负责调焦的睫状肌

努力工作的肌肉①
调节光线的肌肉

眼球中心黑色的部分被称为"瞳孔"，光线就是从这里进入的。瞳孔周围有一圈类似于窗帘的肌肉（虹膜），它能够自由伸缩，来调节进入眼睛的光线。

看近处的东西时

收缩

晶状体变凸

收缩

悬韧带松弛

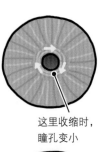

这里收缩时，瞳孔变小

这里收缩时，瞳孔变大

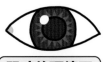

明亮的环境下

阴暗的环境下

晶状体变扁

舒展

悬韧带拉紧

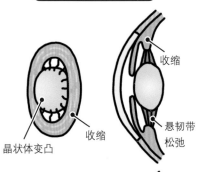

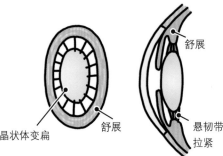

看远处的东西时

努力工作的肌肉②
负责对焦的肌肉

充当透镜的晶状体是有弹性的。晶状体和负责调焦的睫状肌是由悬韧带连接的。睫状肌收缩时，晶状体会变凸，成为比较厚的透镜；睫状肌舒展时，晶状体会变扁，成为比较薄的透镜。这样调节后，眼睛就能清晰地看到近处和远处的东西了。

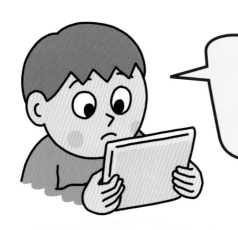

当我们盯着手机和游戏机时，眼睛要做什么？

"窗帘"要一直努力地闭紧

手机和游戏机屏幕的光很强，里面还有一种"蓝光"，蓝光是可见光中能量最强的光。

为了减少进入眼睛的光线，负责调光的肌肉要持续收缩。它一直在用力，所以很容易疲劳。

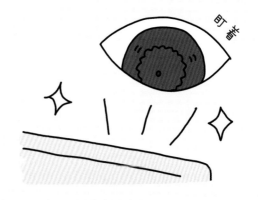

调焦肌肉也很辛苦

屏幕中的蓝光比其他光更闪，所以看起来更费劲。而且在玩游戏或看视频时，眼睛要一直追着图像移动，这样就需要频繁地调焦。对眼睛来说，这是一件很辛苦的差事。

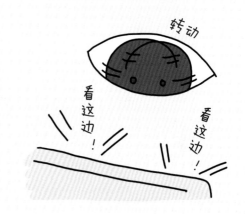

盯着屏幕时很少眨眼，这一点很糟糕

在正常情况下，我们一分钟要眨眼 15 ～ 20 次。眨眼时，泪水会清洁眼球表面，然后形成一层水膜来保护眼睛。但如果紧盯着屏幕，我们一分钟都不会眨 1 次眼。这样，水膜会消失，眼球表面会变得凹凸不平。碰到凹凸不平的地方，光线会漫反射，让本来就很闪的蓝光变得更闪。

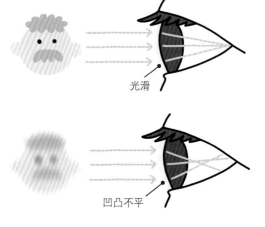

光滑

凹凸不平

我们的身体里有很多看不见的"时钟"

人类遵循着早上起床、白天活动、晚上睡觉的规律。因为我们的身体需要休息，不能 24 小时活动。为了遵循这个规律，心脏、肠胃、血管和皮肤等部位要用"看不见的时钟"来调节各自的活动。

这些时钟的队长在大脑里，它负责调节和管理人体的所有时钟，避免出现"肠胃在早上活跃，心脏在夜晚活跃"的情况。

生物钟制造的规律

为了跟上外部世界的节奏，人体会像下图一样自主调节。关于这一点，我们平时可能意识不到。

我们早上苏醒，是因为生物钟让体温上升、心脏活跃起来。白天，肠胃会卖力地工作，血液的流速也很快。我们的身体会产生这些变化，是因为体内的时钟互相协作，根据吃饭的时间来调节人体。

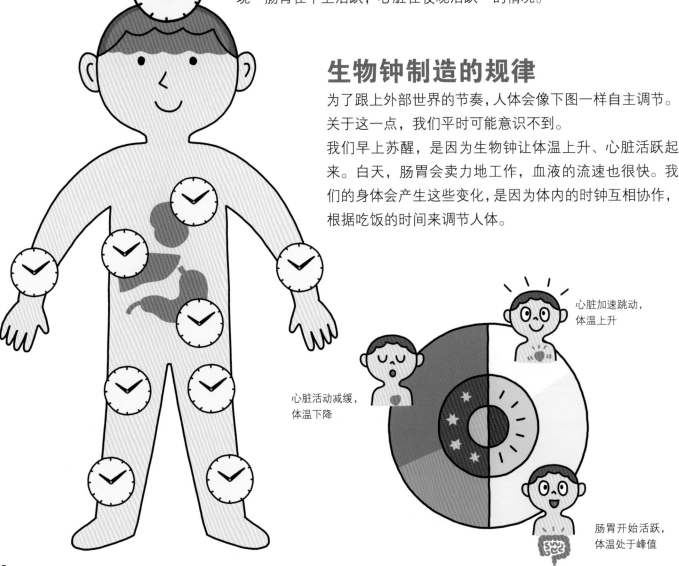

时钟队长

心脏加速跳动，体温上升

心脏活动减缓，体温下降

肠胃开始活跃，体温处于峰值

"时钟队长"的工作

位于大脑的"时钟队长"会根据环境的明暗来调整人体的节奏。我们一起来看看其中的原理吧。

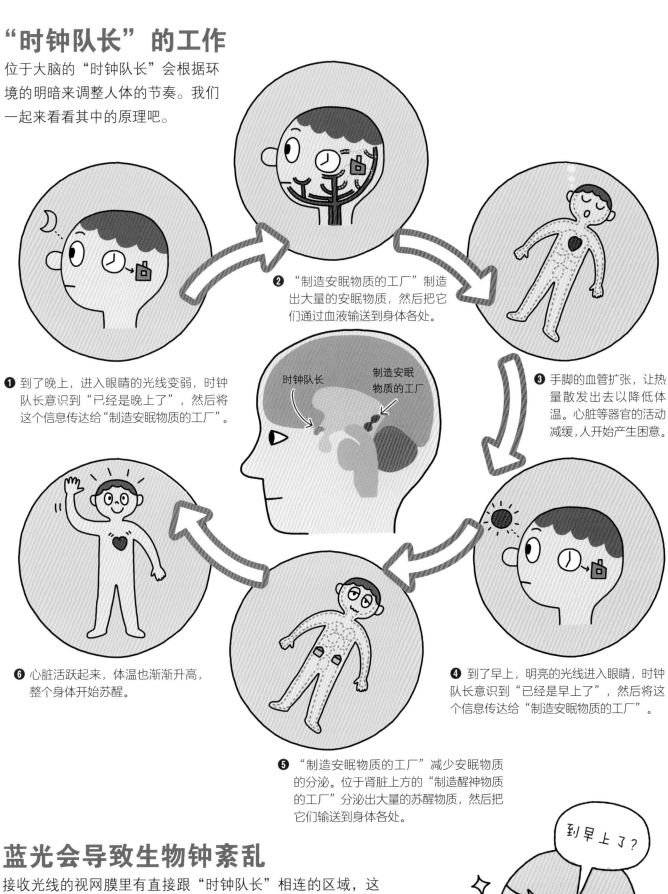

❷ "制造安眠物质的工厂"制造出大量的安眠物质,然后把它们通过血液输送到身体各处。

❶ 到了晚上,进入眼睛的光线变弱,时钟队长意识到"已经是晚上了",然后将这个信息传达给"制造安眠物质的工厂"。

时钟队长　制造安眠物质的工厂

❸ 手脚的血管扩张,让热量散发出去以降低体温。心脏等器官的活动减缓,人开始产生困意。

❻ 心脏活跃起来,体温也渐渐升高,整个身体开始苏醒。

❹ 到了早上,明亮的光线进入眼睛,时钟队长意识到"已经是早上了",然后将这个信息传达给"制造安眠物质的工厂"。

❺ "制造安眠物质的工厂"减少安眠物质的分泌。位于肾脏上方的"制造醒神物质的工厂"分泌出大量的苏醒物质,然后把它们输送到身体各处。

蓝光会导致生物钟紊乱

接收光线的视网膜里有直接跟"时钟队长"相连的区域,这个区域很容易对手机和游戏机屏幕发出的蓝光产生反应。晚上看手机时,蓝光进入这个区域,时钟队长就会误认为"已经是早上了"。这样一来,人体就不会制造安眠物质,我们也就不会有困意。长此以往,晚上的睡眠机制就会被打破。

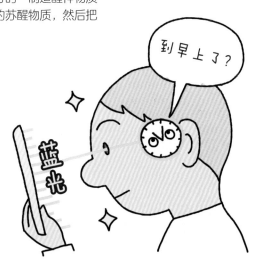

到早上了?

蓝光

如果生物钟紊乱，会发生什么

大部分生物体内都有生物钟，它们会根据 24 小时的变化来调整生物的作息。人类的作息周期比 24 小时要长一些，所以要靠晚上睡觉进行重启。如果生物钟紊乱，即使按照外界的时间起床，人体也会出现困乏、食欲不振等症状。

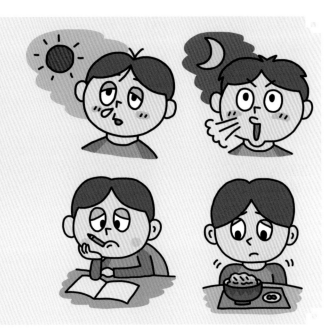

玩手机和游戏机会让大脑充满垃圾信息

什么都不做、让自己放空时，大脑看上去是在休息，但其实是在"整理信息"。这个过程类似于图书馆整理每天获得的图书资源，然后将它们分门别类，放到相应的地方去。玩手机和游戏机时，虽然觉得很放松，但大脑却一直在接收各种信息。没有整理信息的时间，大脑的"图书馆"就开始随便乱放"书籍"和"杂志"。这样，大脑就没法很好地运行，甚至会出现健忘、精神无法集中等现象。

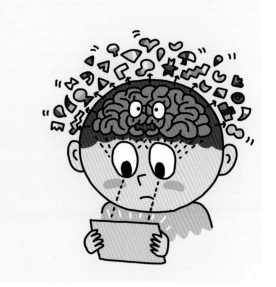

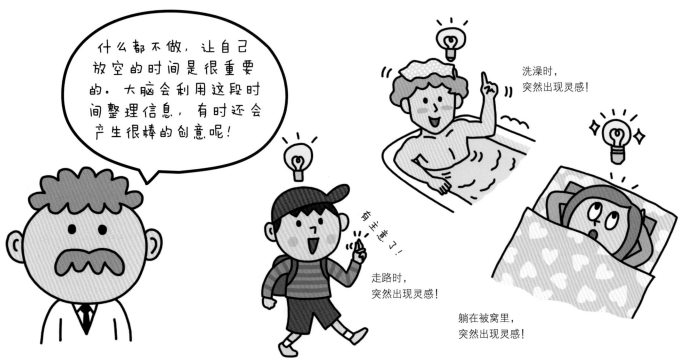

什么都不做，让自己放空的时间是很重要的。大脑会利用这段时间整理信息，有时还会产生很棒的创意呢！

走路时，突然出现灵感！

洗澡时，突然出现灵感！

躺在被窝里，突然出现灵感！

脖子也很辛苦

我们头部的重量是4～5千克。低头时，脖子支撑头部是很辛苦的！

正常的姿势

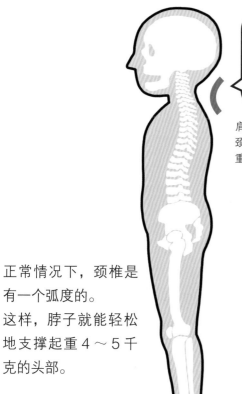

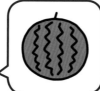

肩膀上方有个弧度。颈部承受1个西瓜的重量。

正常情况下，颈椎是有一个弧度的。
这样，脖子就能轻松地支撑起重4～5千克的头部。

肚子凸出

低头看手机的姿势

肩膀上方没有弧度，而且是向前倾的。
颈部要承受两个西瓜的重量。

腰部的姿势也不好

低头看手机时，头部会前伸，颈部就变成了斜向前的状态。这时，颈部承受的重量是平时的两倍。时间长了，颈部和肩部都会开始疼痛，整个体态也会变差。

这种姿势甚至会影响呼吸

大家可以尝试双手拿着游戏机手柄深呼吸一次。在这种状态下，能吸进的空气并不多。如果手里没有拿东西，深呼吸时，胸腔能很好地打开，吸进的空气也会增加。长时间保持左图的姿势，肩膀会开始向前。这样一来，驱动肺部的"膈"就会被挡住，我们也就无法顺利地深呼吸了。呼吸变浅会导致氧气不足，进而对血液循环产生影响。

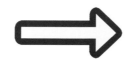

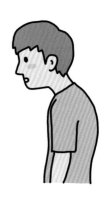

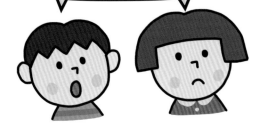

但是我们想玩手机和游戏机啊。要怎么办才好呢?

可以自己制订一些规则,让大脑、眼睛、颈部和肩部得到充分休息。

夜里不能玩得太晚

特别是睡觉前,一定不能玩手机。因为熬夜很容易导致生物钟紊乱。

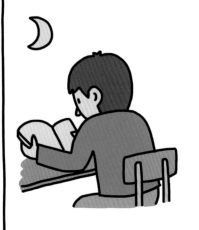

经常眺望远方,让眼睛得到休息

看4~5米以外的远处,能让眼睛里的肌肉得到放松!

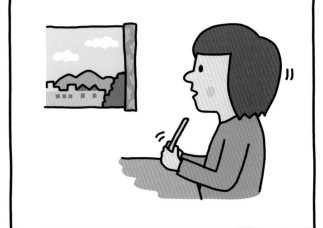

经常活动身体

让身体的肌肉动起来,血液循环会变好,大脑也能恢复活力。

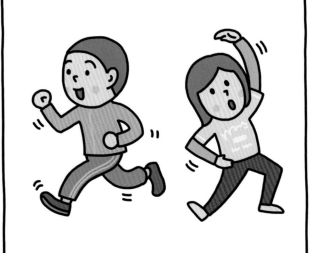

手机是一种便捷的工具,游戏也非常好玩。但是,为了身体健康,一定要掌握正确的使用方法!

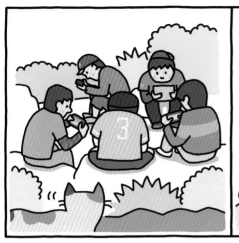
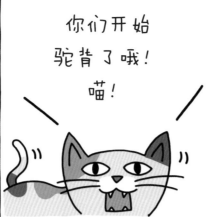
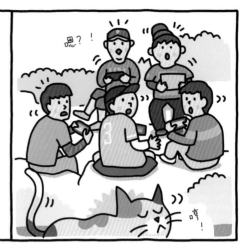
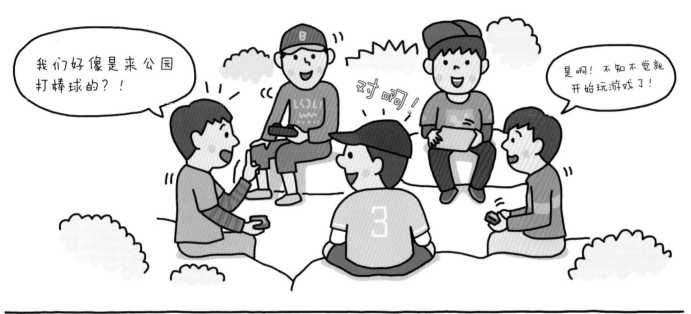
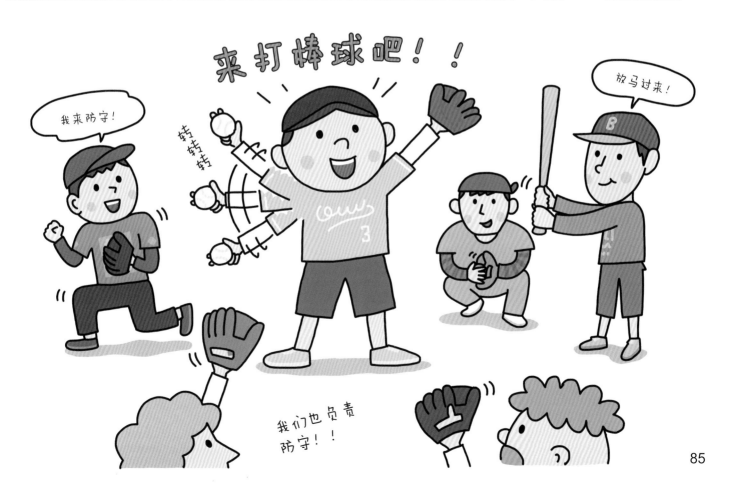

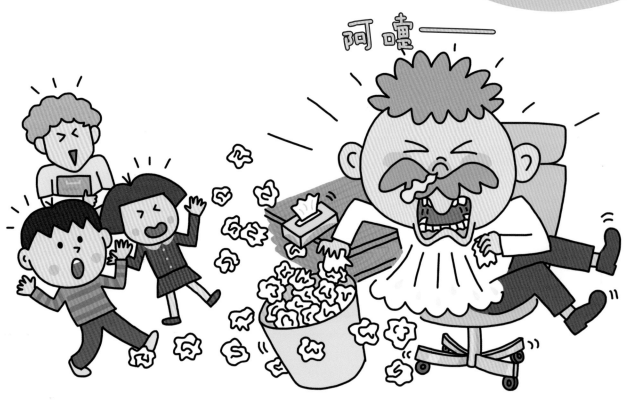

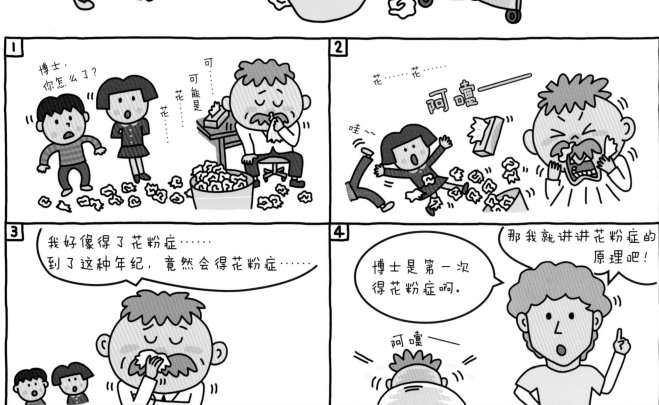

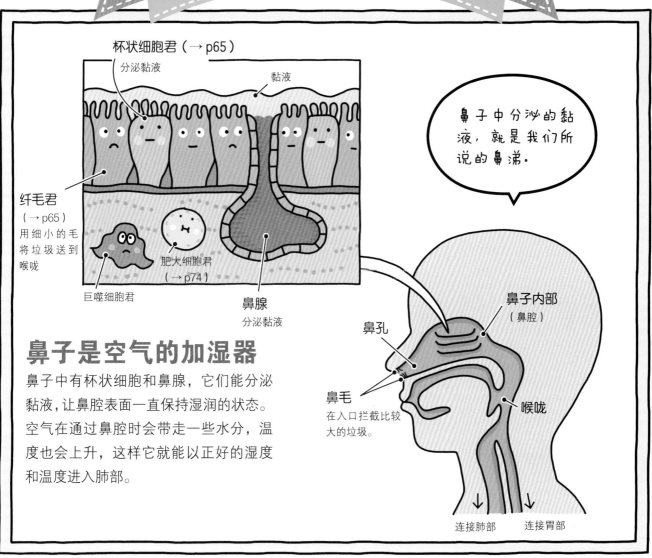

杯状细胞君（→ p65）

分泌黏液

黏液

鼻子中分泌的黏液，就是我们所说的鼻涕。

纤毛君
（→ p65）
用细小的毛将垃圾送到喉咙

肥大细胞君
（→ p74）

巨噬细胞君

鼻腺
分泌黏液

鼻子内部
（鼻腔）

鼻孔

鼻毛
在入口拦截比较大的垃圾。

喉咙

连接肺部　　连接胃部

鼻子是空气的加湿器

鼻子中有杯状细胞和鼻腺，它们能分泌黏液,让鼻腔表面一直保持湿润的状态。空气在通过鼻腔时会带走一些水分，温度也会上升，这样它就能以正好的湿度和温度进入肺部。

用鼻毛和黏液守护鼻腔

鼻毛长在鼻孔的入口处。在鼻孔深处的内壁上，覆盖着纤毛细胞的细小绒毛。
鼻毛会在入口拦截比较大的垃圾。剩下的小垃圾会被黏液捕捉，然后被纤毛细胞的细小绒毛从喉咙送到胃里。胃中的强酸会直接将这些垃圾溶解。

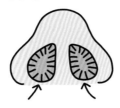

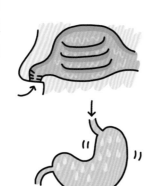

用喷嚏将垃圾排出体外

鼻腔黏液捕捉到垃圾或病毒时，会通过鼻子里的神经向负责呼吸的肌肉传递信息。之后，这些肌肉会让人一下喷出大量的空气，将垃圾排出体外，这就是我们所说的打喷嚏。
打喷嚏是身体自己做出的反应，目的是避免空气中的垃圾进入肺部。

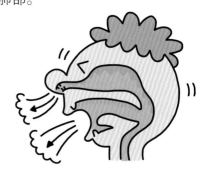

身体将花粉当成了 "敌人"

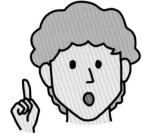

不知道为什么，抵御外敌的小帮手将花粉当成了"敌人"。这就是引发花粉症的原因。

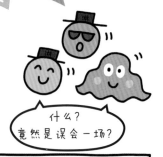

什么？
竟然是误会一场？

1	飘浮在空气中的花粉进入博士的鼻子。

今天天气不错！

2	花粉太多，黏液无法将它们全部冲走，于是花粉就打破了黏液的屏障，进入黏膜。

3	巨噬细胞吃掉花粉，然后将花粉的碎片拿给辅助性 T 细胞看。

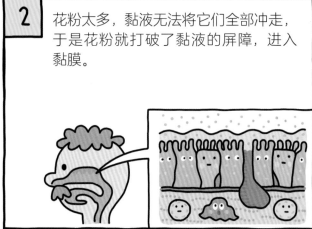

大口吞噬

我发现了这种东西！

明白了！
辅助性 T 细胞君

4	辅助性 T 细胞将花粉视为"敌人"，然后命令 B 细胞制造专门针对花粉的武器。

它就是这次的敌人！

明白了！

B 细胞君

5	B 细胞制作并发射武器。武器通过血液被送往身体各处。

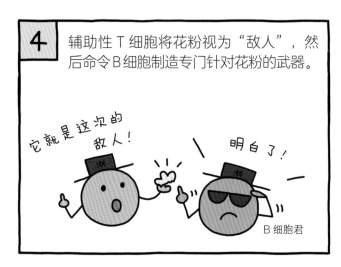

做好了！
快去工作吧！

6	鼻子和喉咙里的肥大细胞捕获了这些武器，然后像天线一样将它们装在身上。

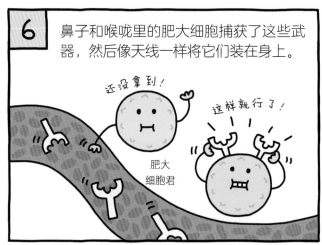

还没拿到！

这样就行了！

肥大细胞君

又来了一批花粉

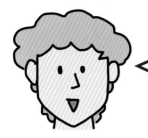

装上天线的肥大细胞一碰到花粉就开始大肆进攻。花粉症产生的原因就是肥大细胞太过活跃。

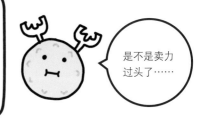

是不是卖力过头了……

1 装上花粉天线的肥大细胞做好了准备工作。

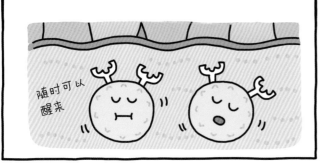

随时可以醒来

2 下一批花粉进入体内时，天线迅速地捕获了这个信息！

3 肥大细胞苏醒后，用体内的各种物质大肆攻击花粉。

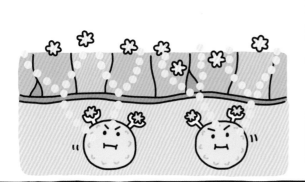

4 在这些物质的作用下，血管开始扩张，粒细胞和水分从血管中渗出。
这时，鼻腔和喉咙都会开始发红。

5 分泌黏液的部位也受到刺激，开始分泌大量的黏液。黏液和血管里渗出的水分合到一起，就成了像水一样的鼻涕。

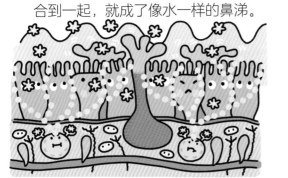

6 肥大细胞分泌的物质接触到神经，让人的喉咙和鼻子感到很痒。

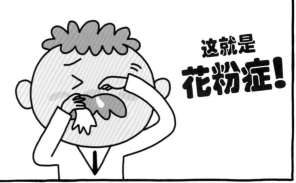

这就是**花粉症！**

89

肥大细胞的行为对身体有害吗

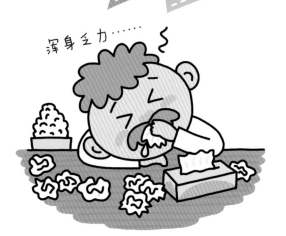

浑身无力……

肥大细胞干的这些事情，对身体是有害的吗？

当然不是。肥大细胞能帮我们赶走进入体内的寄生虫。

肥大细胞君

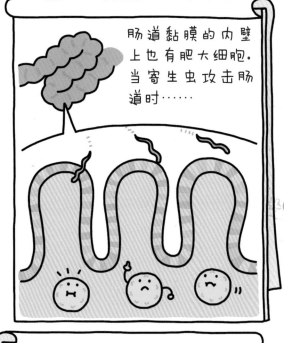

肠道黏膜的内壁上也有肥大细胞。当寄生虫攻击肠道时……

肥大细胞会让杯状细胞分泌出大量的黏液……

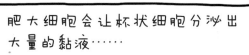

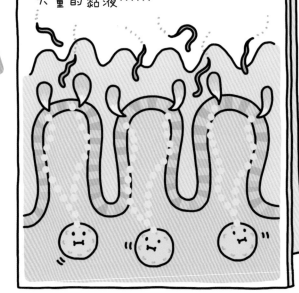

肥大细胞还能分泌让肠道收缩的物质，然后用这种物质将寄生虫排出体外。

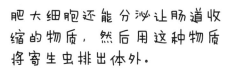

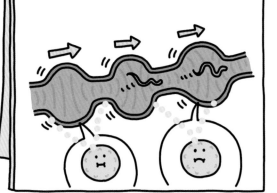

肥大细胞君，你真棒！

原来如此！

嘿嘿……

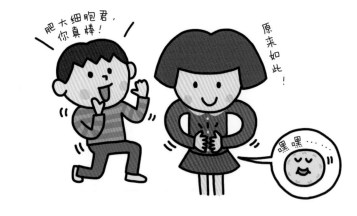

什么是过敏

有时，肥大细胞会大肆攻击对身体无害的东西，这就是所谓的"过敏反应"。

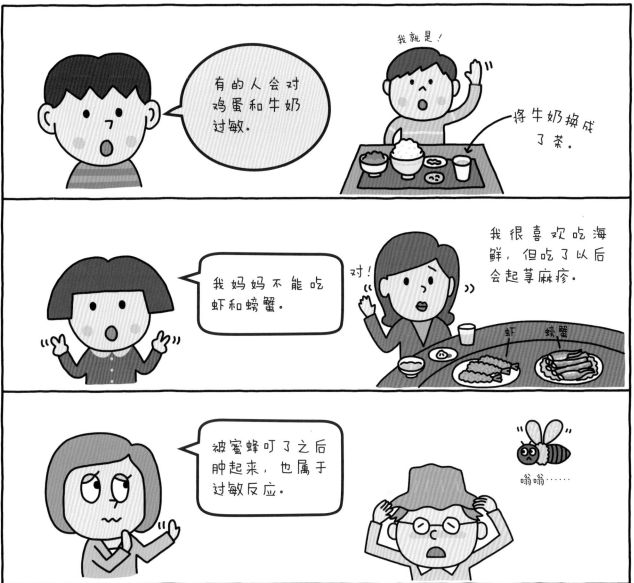

有的人会对鸡蛋和牛奶过敏。

我就是！

将牛奶换成了茶。

我妈妈不能吃虾和螃蟹。

对！

我很喜欢吃海鲜，但吃了以后会起荨麻疹。

虾　螃蟹

被蜜蜂叮了之后肿起来，也属于过敏反应。

嗡嗡……

肥大细胞为什么将对身体无害的东西视为敌人，具体原因我们还没弄清楚。人体还蕴含着很多我们不知道的奥秘。

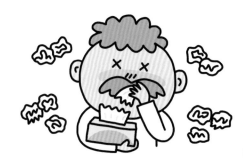

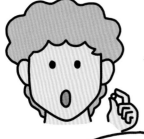

目前，关于过敏的研究已经有了一些成果，针对花粉症也有各种各样的治疗方法。下面给大家讲一讲花粉症药物生效的原理。

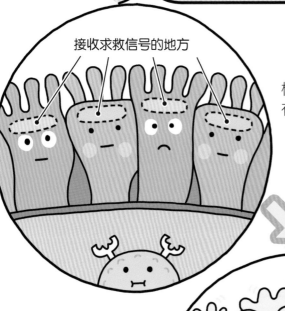

接收求救信号的地方

杯状细胞、血管和神经都有接收求救信号的地方。

接收到求救信号后，杯状细胞就开始大举进攻。
但是吃了花粉症的药以后……

药物提前占领杯状细胞接收信号的位置，之后，杯状细胞就收不到肥大细胞发出的求救信号了。

喂，吉岛能不能给我送点治花粉症的药啊……

SOS

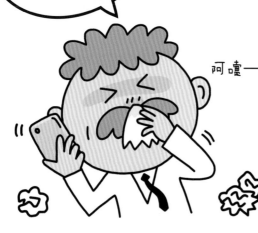

阿嚏——

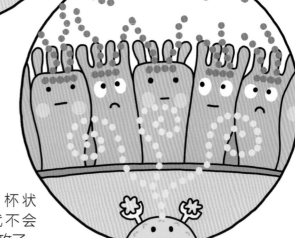

这下，杯状细胞就不会大举进攻了。

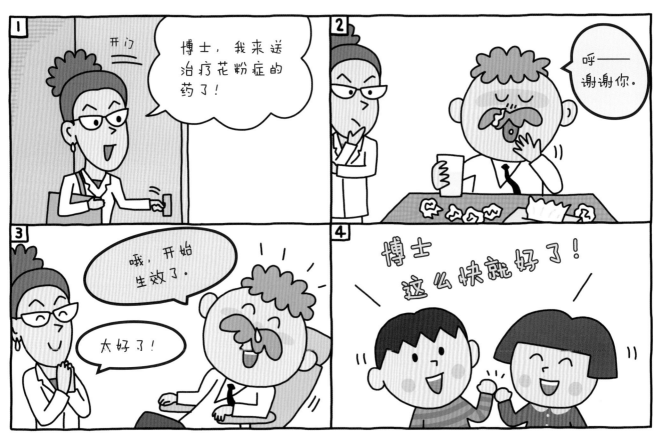

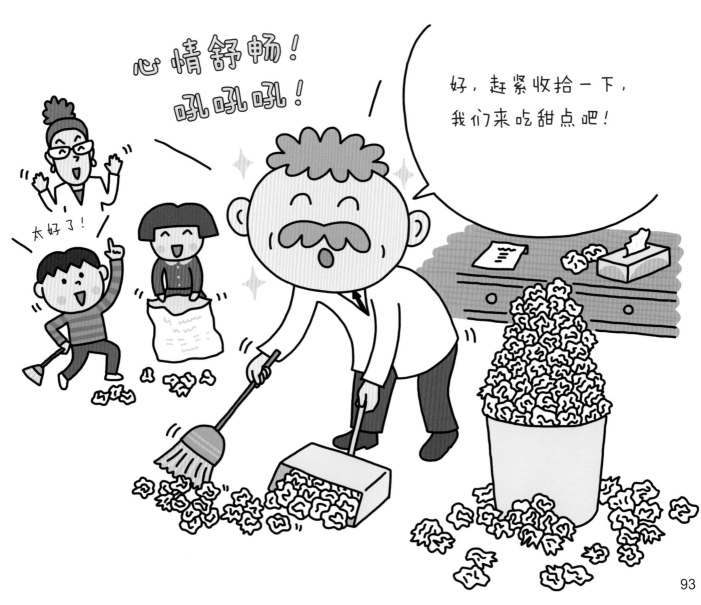

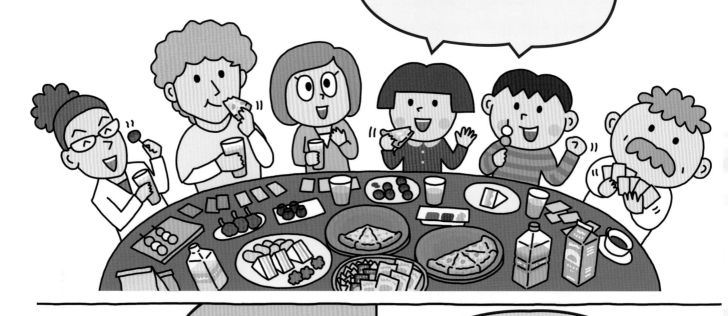

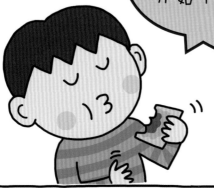

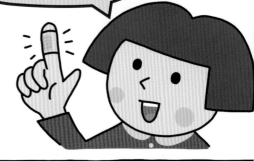

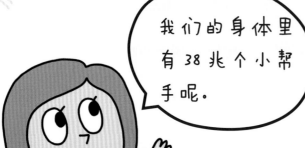

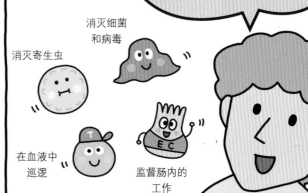

小帮手们的目的只有一个，就是让"你"这个生物健康地存活下去。为此，它们一直在卖力地工作。

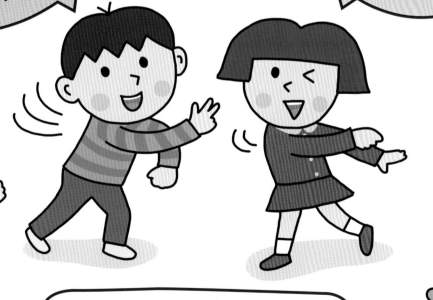

我明天要参加棒球比赛。为了让肌肉工厂好好地干活，我要多吃点儿东西。

我要参加网球比赛。为了让小帮手们更好地发挥作用，我今天要早点儿睡觉。

真不错。小帮手们也一定会卖力地工作的。

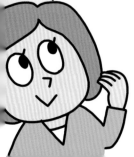

图书在版编目（CIP）数据

我们的身体. 2, 细菌大作战 / (日) 西本修, (日)
佐野洋美著 ; (日) 坂井建雄, (日) 笹山雄一监修 ; 王
宇佳译. -- 海口 : 南海出版公司, 2022.2
　　（奇妙图书馆）
　　ISBN 978-7-5442-9792-9

　　Ⅰ. ①我… Ⅱ. ①西… ②佐… ③坂… ④笹… ⑤王
… Ⅲ. ①人体－少儿读物 Ⅳ. ①R32-49

中国版本图书馆CIP数据核字(2021)第161152号

著作权合同登记号　　图字：30-2021-077
TITLE：［からだのふしぎ けがとびょうきのナゾ］
BY：[にしもと おさむ、さの ひろみ]
Copyright © Osamu Nishimoto, Hiromi Sano, 2019
Original Japanese language edition published in 2019 by SEKAIBUNKA HOLDINGS INC.
All rights reserved. No part of this book may be reproduced in any form without the written
permission of the publisher.
Chinese (in Simplified Character only) translation rights arranged with　SEKAIBUNKA
Publising Inc., Tokyo through NIPPAN IPS Co., Ltd.

本书由日本世界文化社授权北京书中缘图书有限公司出品并由南海出版公司在中国范
围内独家出版本书中文简体字版本。

WOMEN DE SHENTI: XIJUN DA ZUOZHAN

我们的身体：细菌大作战

策划制作：北京书锦缘咨询有限公司（www.booklink.com.cn）
总 策 划：陈　庆
策　　划：姚　兰

作　　者：［日］西本修　　［日］佐野洋美
监　　修：［日］坂井建雄
译　　者：王宇佳
责任编辑：张　媛
排版设计：柯秀翠
出版发行：南海出版公司 电话：（0898）66568511（出版）　（0898）65350227（发行）
社　　址：海南省海口市海秀中路51号星华大厦五楼　邮编：570206
电子信箱：nhpublishing@163.com
经　　销：新华书店
印　　刷：北京瑞禾彩色印刷有限公司
开　　本：889毫米×1194毫米　1/16
印　　张：13
字　　数：212千
版　　次：2022年2月第1版　　2022年2月第1次印刷
书　　号：ISBN 978-7-5442-9792-9
定　　价：148.00元（全2册）

日文版图书制作人员（均为日籍）：

校对：元水社

设计：森设计事务所

编辑：饭田猛

北京书中缘图书有限公司出品

销售热线：（010）64906396

商务合作：（010）64413519-817

关注微信公众号，了解更多精彩图书

书中缘　　　　益趣研究所　　　　公文式教育

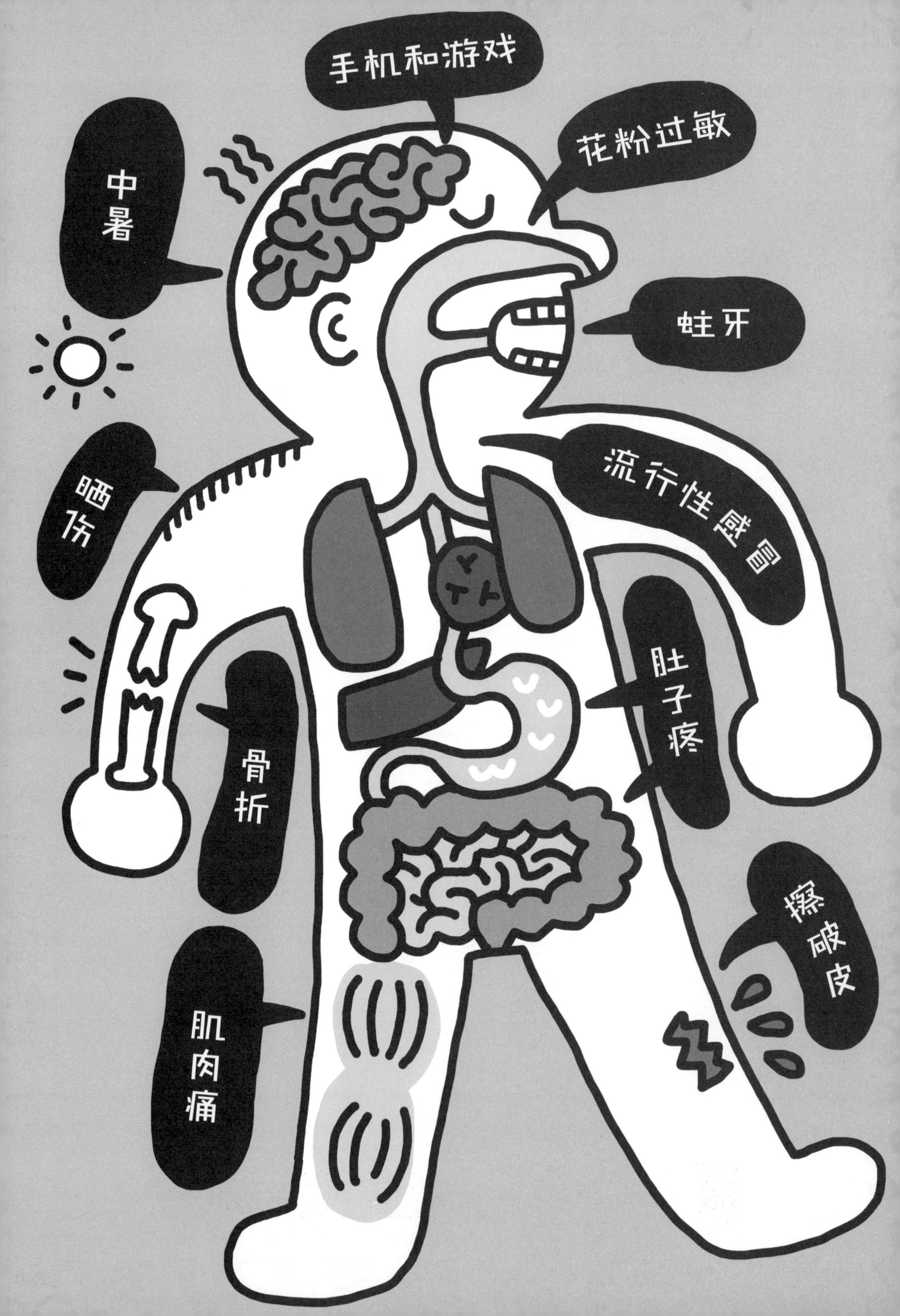
手机和游戏
中暑
花粉过敏
蛀牙
晒伤
流行性感冒
肚子疼
骨折
擦破皮
肌肉痛

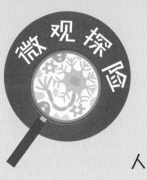

你知道吗？

人类的嘴唇为什么是红色的？

人在倒立时能喝东西吗？

为什么有的人眼睛是蓝色的？

人为什么会打嗝？

人为什么会放屁？

尿为什么是黄色的？

答案都在本书中！

还等什么？快来和微观探险队一起，
开启"环游人体"之旅吧！

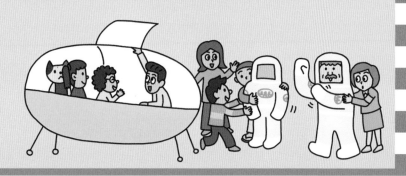

作者

［日］西本修

活跃在行业研讨会和博物馆展示指导等多个领域。著有《环游世界谜语图画书》（日本世界文化社）、《不可思议的动物》（日本世界文化社）等图画书。

［日］佐野洋美

从出版社离职后成为自由职业者，策划、编辑、执笔与自然科学相关的儿童书籍。代表作有《浮游生物》《浮游文字》（日本技术评论社）等。

监修专家

［日］笹山雄一

理科博士。曾先后担任日本富山大学理科部教授、日本金泽大学理科部教授、日本金泽大学环日本海域环境研究中心教授，目前是该中心的联合研究员。著有《探究人体的历史》《探究人脑和人体》等图书。

我们的身体

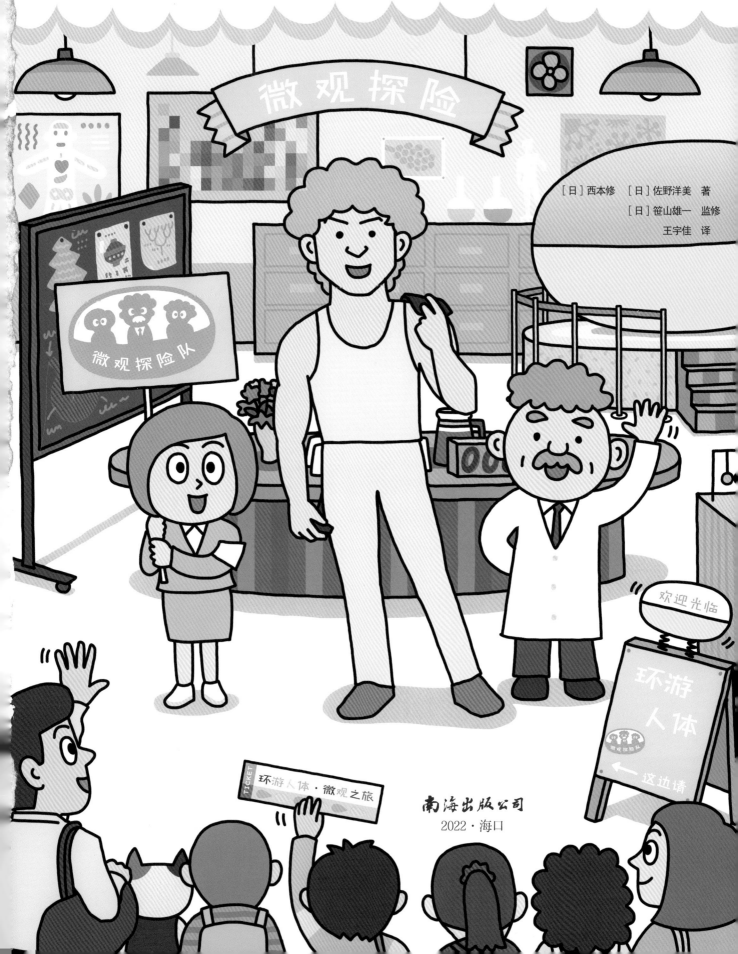

微观探险

微观探险队

环游人体

欢迎光临

这边请

TICKET 环游人体·微观之旅

[日]西本修　[日]佐野洋美　著

[日]笹山雄一　监修

王宇佳　译

南海出版公司

2022·海口

目录

下面我们将进行四次微观探险。大家准备好了吗？

来看看我们的探险路线吧

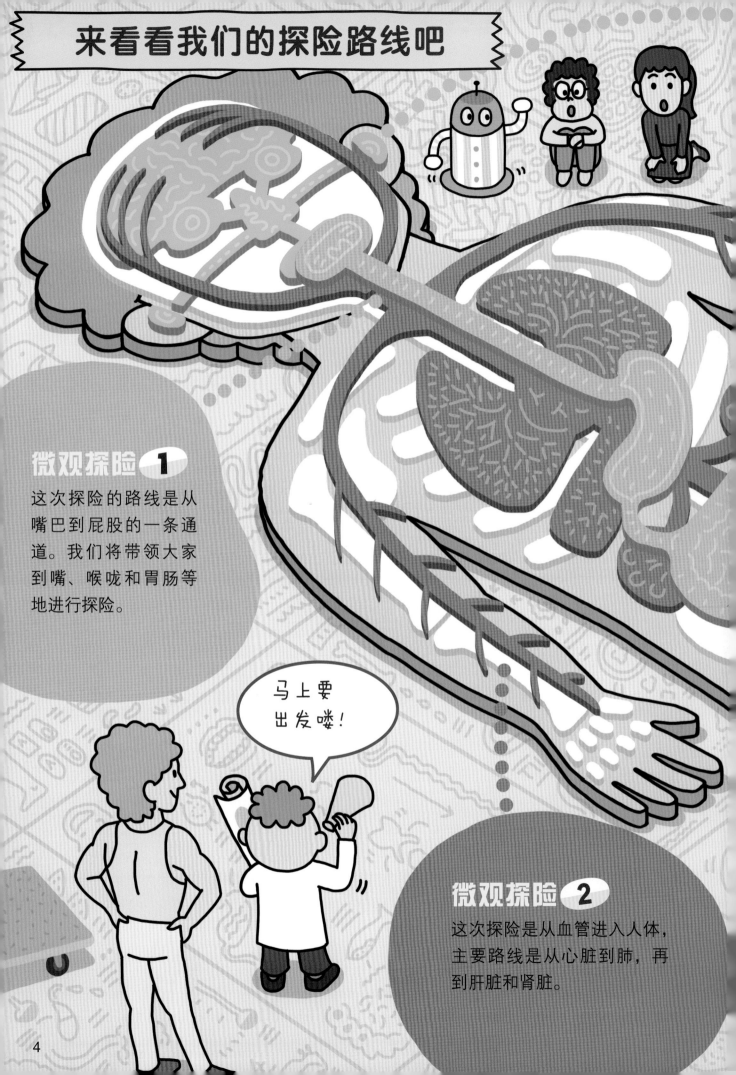

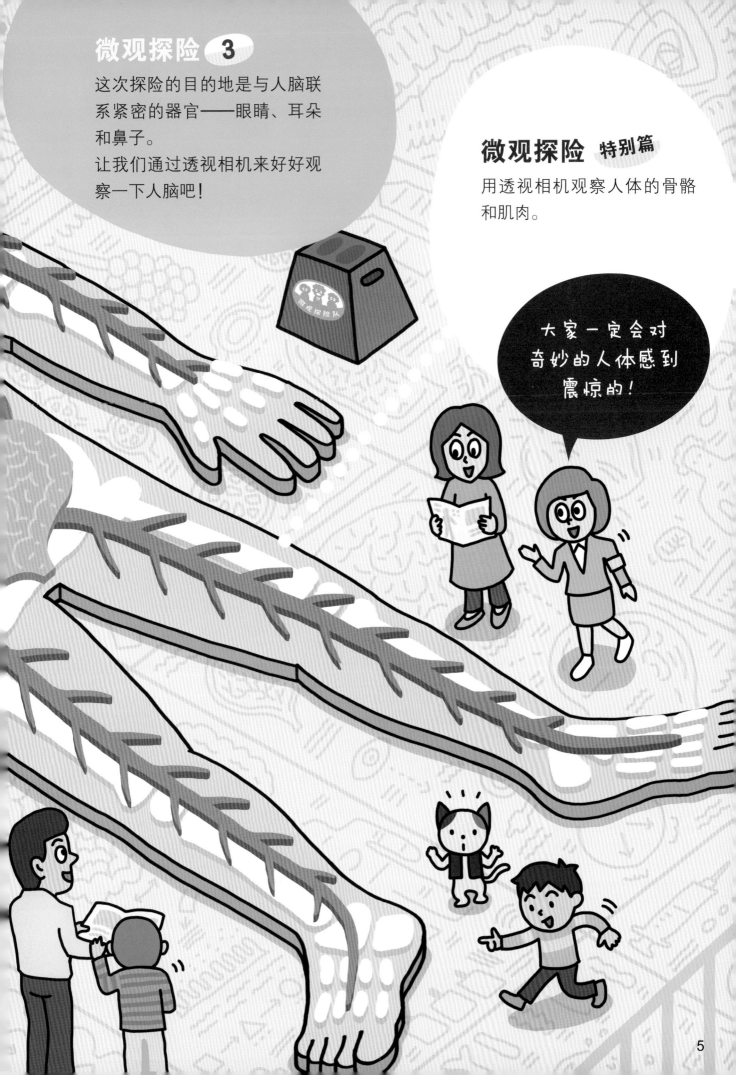

从嘴到屁股的人体之旅

人的身体里有一条长长的通道，它的入口是嘴，出口是屁股。这条通道蜿蜒曲折，人们就是通过它从食物中摄取营养的。

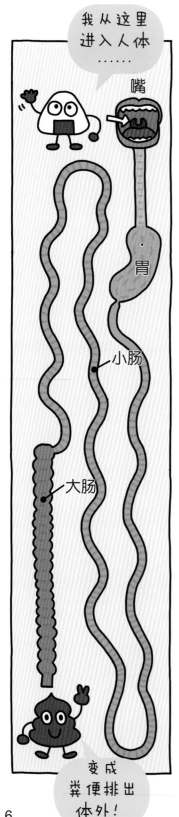

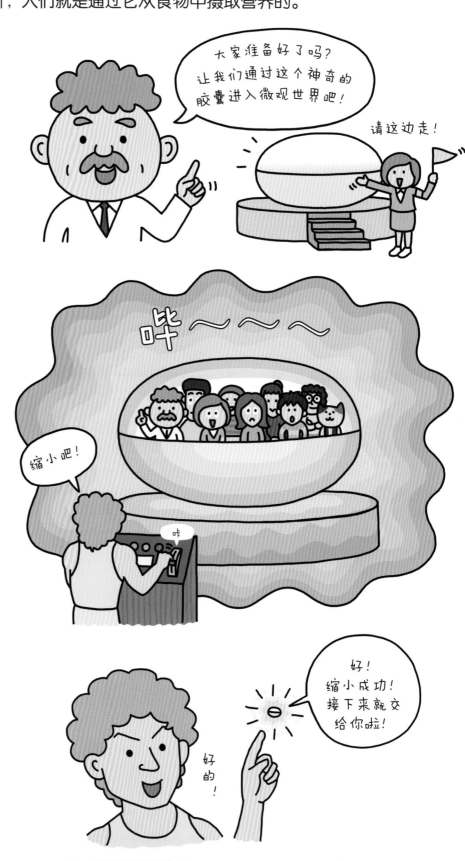

嘴

嘴是咀嚼食物的器官。嚼碎的食物会被唾液软化，然后被吞进喉咙里。

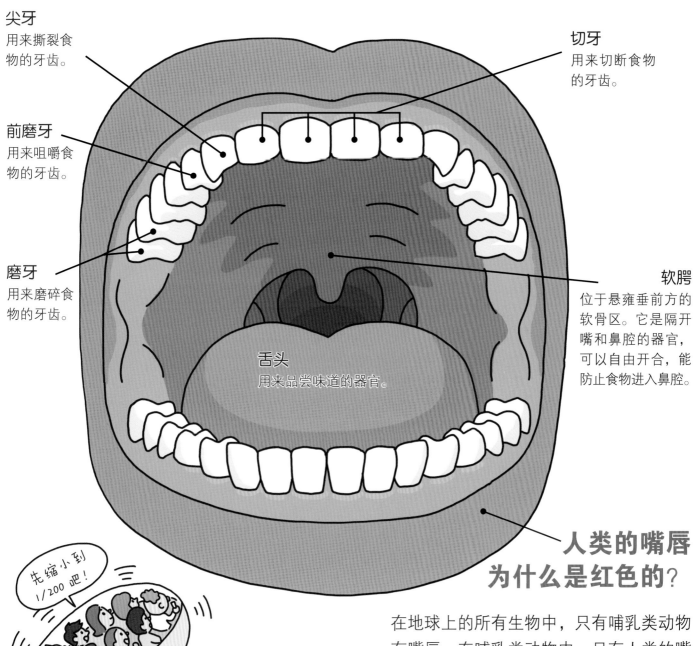

尖牙
用来撕裂食物的牙齿。

前磨牙
用来咀嚼食物的牙齿。

磨牙
用来磨碎食物的牙齿。

切牙
用来切断食物的牙齿。

软腭
位于悬雍垂前方的软骨区。它是隔开嘴和鼻腔的器官，可以自由开合，能防止食物进入鼻腔。

舌头
用来品尝味道的器官。

先缩小到1/200吧！

人类的嘴唇为什么是红色的？

在地球上的所有生物中，只有哺乳类动物有嘴唇，在哺乳类动物中，只有人类的嘴唇是红色的。人类嘴唇的皮肤又薄又软，这层皮肤下有很多毛细血管，血管的颜色透出来就使皮肤变成红色的了。嘴唇最初的功能是确认食物能否食用，所以它非常敏感。

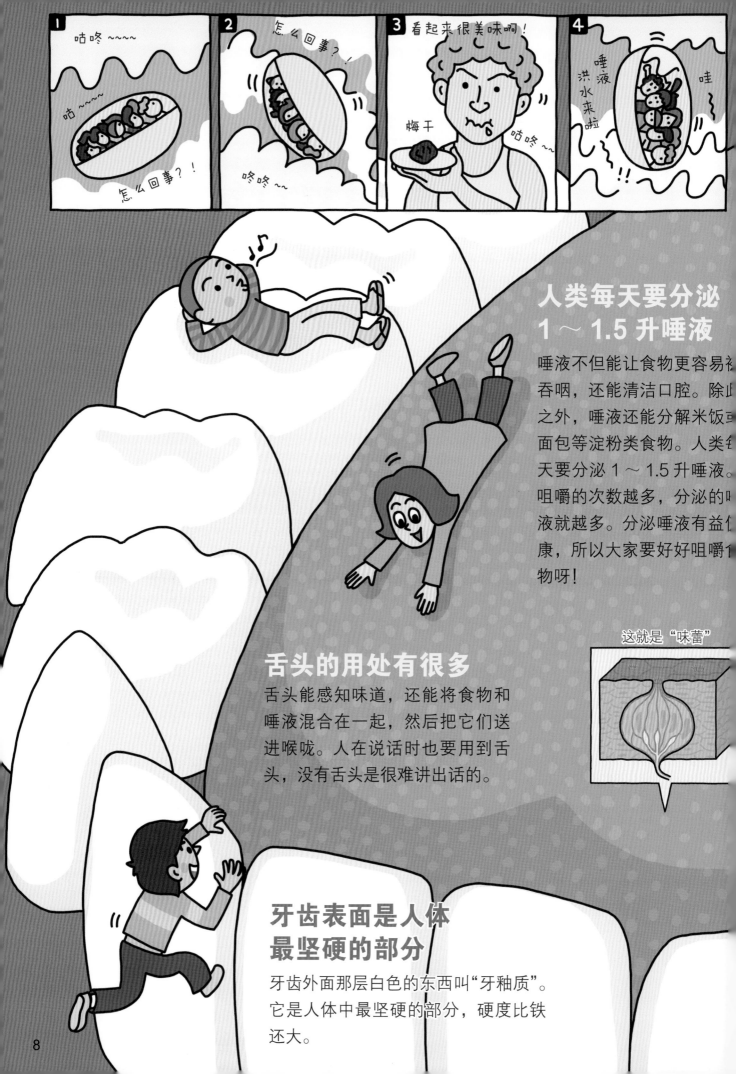

人类每天要分泌
1～1.5 升唾液

唾液不但能让食物更容易被吞咽，还能清洁口腔。除此之外，唾液还能分解米饭或面包等淀粉类食物。人类每天要分泌 1～1.5 升唾液。咀嚼的次数越多，分泌的唾液就越多。分泌唾液有益健康，所以大家要好好咀嚼食物呀！

这就是"味蕾"

舌头的用处有很多

舌头能感知味道，还能将食物和唾液混合在一起，然后把它们送进喉咙。人在说话时也要用到舌头，没有舌头是很难讲出话的。

牙齿表面是人体
最坚硬的部分

牙齿外面那层白色的东西叫"牙釉质"。它是人体中最坚硬的部分，硬度比铁还大。

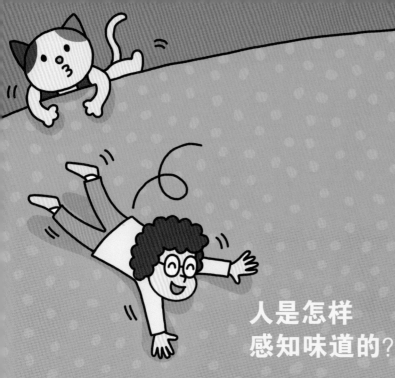

换牙的过程

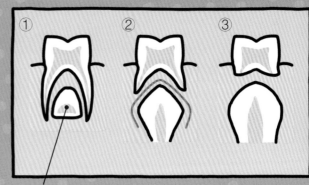

① 恒牙胚逐渐发育长大。

② 颌骨中的破骨细胞慢慢地吸收乳牙根。恒牙表面有一层保护膜，所以不会被破骨细胞吸收。

③ 乳牙根被完全吸收，恒牙继续长大。

人是怎样感知味道的？

舌头上的一个个小突起，都是味觉感受器！

舌头上的小突起叫"味蕾"，它是一种味觉感受器。食物被唾液溶解为味觉可感知的成分后，味蕾的味觉细胞就会受到刺激，从而产生"甜""苦"等味觉。除了舌头，喉咙深处也有味蕾。

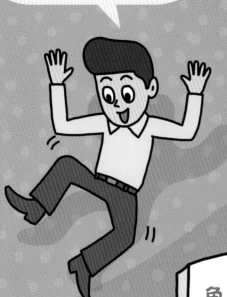

鱼类都是美食家？！

其实，鱼类也有"味蕾"，在它们的嘴附近、鳃盖骨、胸鳍等部位都分布着味蕾。这些味蕾使鱼类能感知味道并根据味道寻找食物。比如，鲶鱼生活在浑浊的泥水中，它的胡子上就有很多味蕾，所以即使在泥水中看不见，它也能通过味道找到食物。

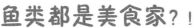

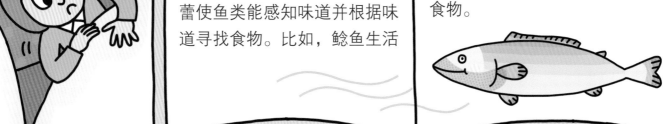

通往下方的纵向管道
食道

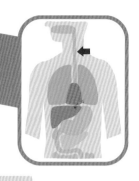

食物在嘴里被嚼碎后，会随着唾液一起被吞进喉咙，然后进入食道。食道是一截类似软管的通道，它的入口很窄，只有在吞咽东西时才会打开。

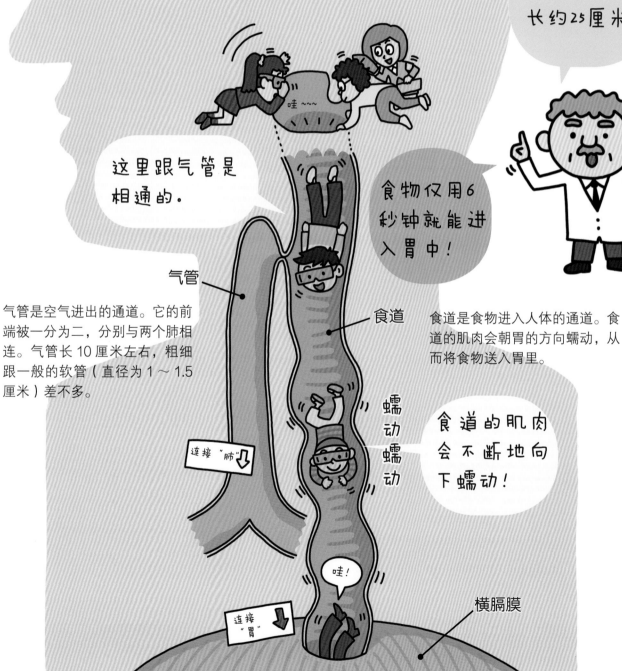

成人的食道长约25厘米。

这里跟气管是相通的。

食物仅用6秒钟就能进入胃中！

气管

气管是空气进出的通道。它的前端被一分为二，分别与两个肺相连。气管长10厘米左右，粗细跟一般的软管（直径为1～1.5厘米）差不多。

食道

食道是食物进入人体的通道。食道的肌肉会朝胃的方向蠕动，从而将食物送入胃里。

蠕动蠕动蠕动

食道的肌肉会不断地向下蠕动！

连接"肺"

连接"胃"

横膈膜

"会厌"的运作原理

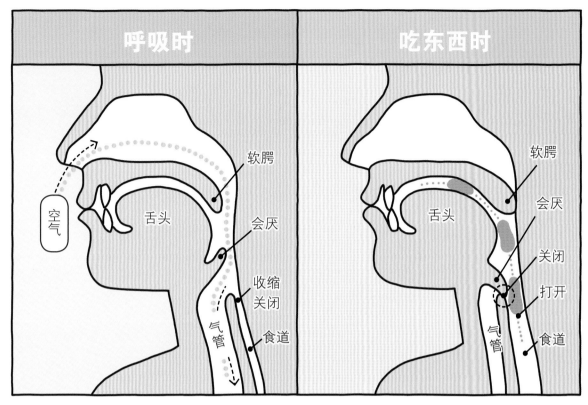

呼吸时	吃东西时

平常嘴里没有东西时，食道的入口是收缩关闭的。气管入口处的会厌则是打开的状态。

吞咽食物时，食道入口打开。为了防止食物进入气管，会厌是关闭的状态。食物通过后，食道入口会马上收缩关闭。

人在倒立时也能喝东西

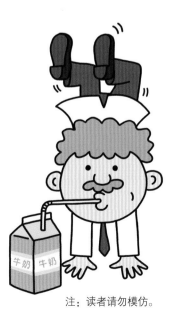

食道的肌肉会向胃的方向蠕动，即使倒立着喝牛奶，牛奶也能顺利进入胃里。而且咽下东西后食道会马上关闭，所以不用担心牛奶会流回嘴里。

注：读者请勿模仿。

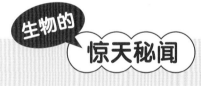

生物的 **惊天秘闻**

鸟的喉咙处有一个"口袋"

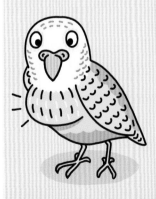

鸟类的食道有一个膨大的部分，我们称之为"嗉囊"。嗉囊能够储存食物，然后将食物一点一点地送入胃里。鸟类一次性吃掉很多食物后，喉咙附近就会鼓起来，这时我们就能看到它的嗉囊了。

能溶解一切的袋子

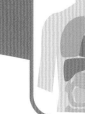

胃

胃的形状像一个袋子，它能分泌出胃液来溶解食物，比如肉之类的蛋白质食物会被胃液溶解成粥状。

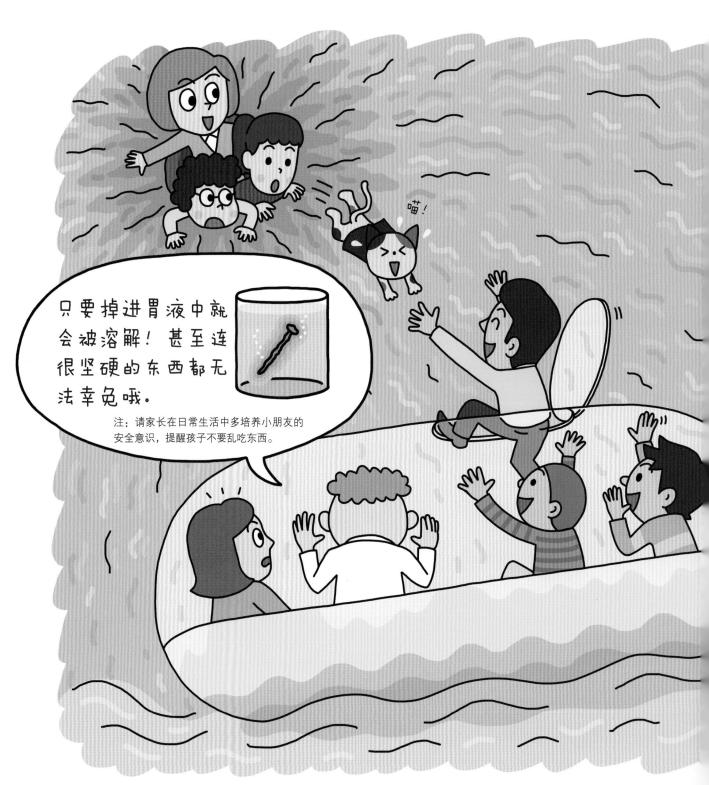

注：请家长在日常生活中多培养小朋友的安全意识，提醒孩子不要乱吃东西。

什么是胃液

胃液是由胃分泌出的一种又酸又苦的液体。只要人吃掉食物，胃就会分泌胃液。空腹时，胃中的胃液非常少；进食后，胃才开始大量分泌胃液。人每天能分泌约 2 升胃液。

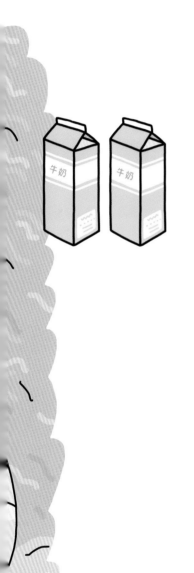

胃液的作用

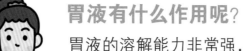

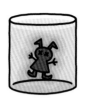

胃液有什么作用呢？

胃液的溶解能力非常强，甚至连铁钉都能溶解。它除了能溶解肉类，还能杀死附着在食物上的细菌和进入人体的病毒。

既然胃液能溶解铁钉，那么，为什么胃不会被溶解？

要解释这件事，就要先从胃液分泌的原理说起。

胃的内侧会分泌出组成胃液的原料。这些原料在胃里混合后，才能形成溶解食物和细菌的胃液。原料在混合之前是无法溶解东西的，所以它们不会对胃直接造成伤害。

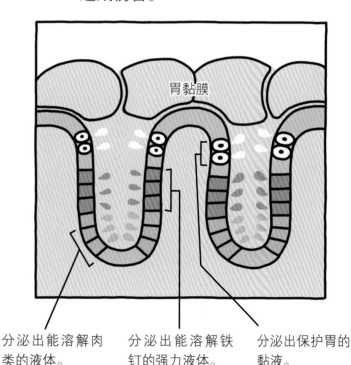

胃黏膜

分泌出能溶解肉类的液体。　分泌出能溶解铁钉的强力液体。　分泌出保护胃的黏液。

原料混合后，形成能溶解铁钉的胃液。如果这些胃液直接接触胃，也会溶解胃。但是，整个胃壁附着有一种黏液。这种黏液使胃液无法直接接触胃壁，从而保护胃不被溶解。

13

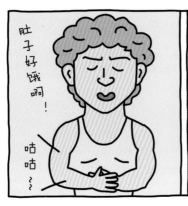
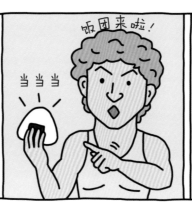
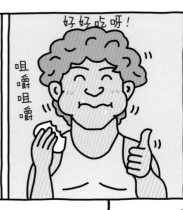

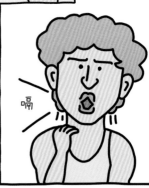

胃是会蠕动的

为了让食物与胃液充分混合，胃会蠕动。食物进入胃后，整个胃会通过蠕动来消化它们。

人为什么会打嗝？

在进食过程中吞入的空气和食物中包含的气体会在胃里累积。当气体累积到一定的量，气体就会撑开胃的入口，通过嘴释放出去。

进食后，胃能膨胀到原来的 30 倍大

空腹时，胃只有拳头大小，但进食后却能膨胀到原来的 30 倍大。这是因为胃有很多褶皱，一旦褶皱被撑开，胃的体积就变大了。

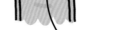

食物通过部要花4个时左右。

十二指肠
肠子的初始部分。

幽门
胃的出口。当食物变成粥状后，幽门就会打开，将食物一点一点地运送到十二指肠里。

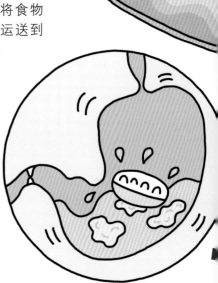

食物进入胃后，胃开始分泌胃液。

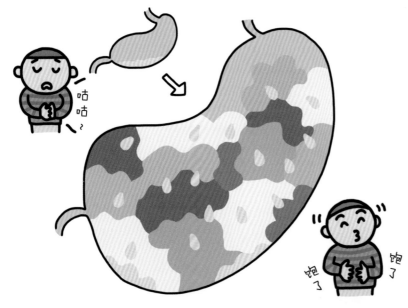

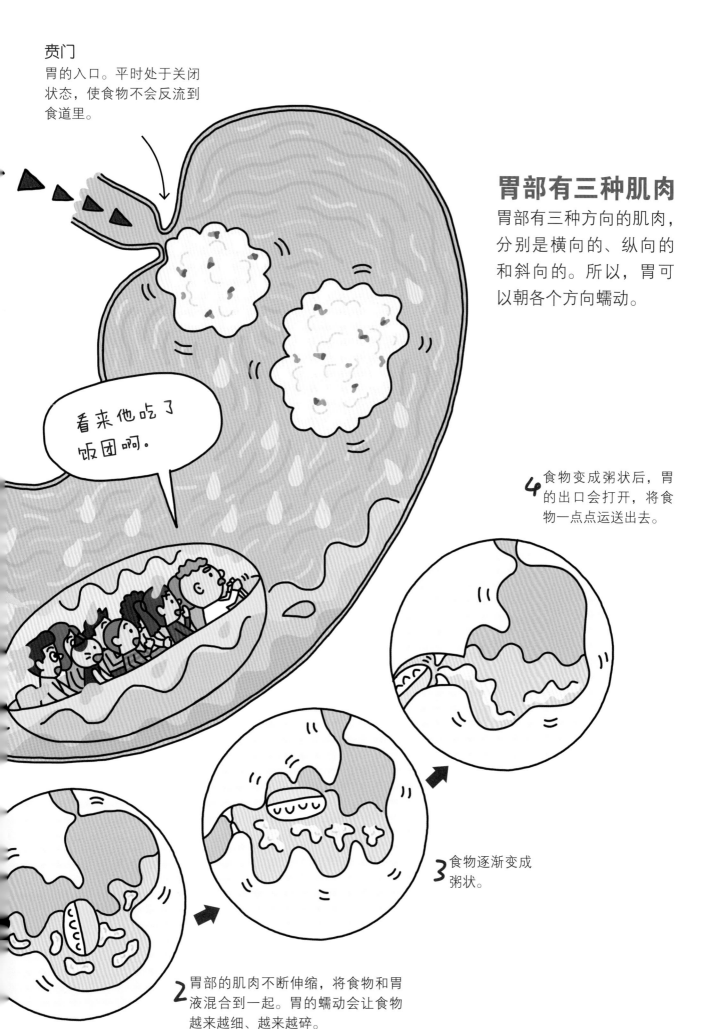

贲门
胃的入口。平时处于关闭状态，使食物不会反流到食道里。

胃部有三种肌肉
胃部有三种方向的肌肉，分别是横向的、纵向的和斜向的。所以，胃可以朝各个方向蠕动。

看来他吃了饭团啊。

4 食物变成粥状后，胃的出口会打开，将食物一点点运送出去。

3 食物逐渐变成粥状。

2 胃部的肌肉不断伸缩，将食物和胃液混合到一起。胃的蠕动会让食物越来越细、越来越碎。

15

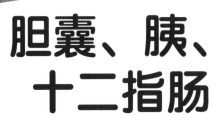

胆囊、胰、十二指肠

食物从胃里出来后，就开始从十二指肠向小肠进发。途中，它会遇到"胆汁"和"胰液"这两种帮助消化的液体。

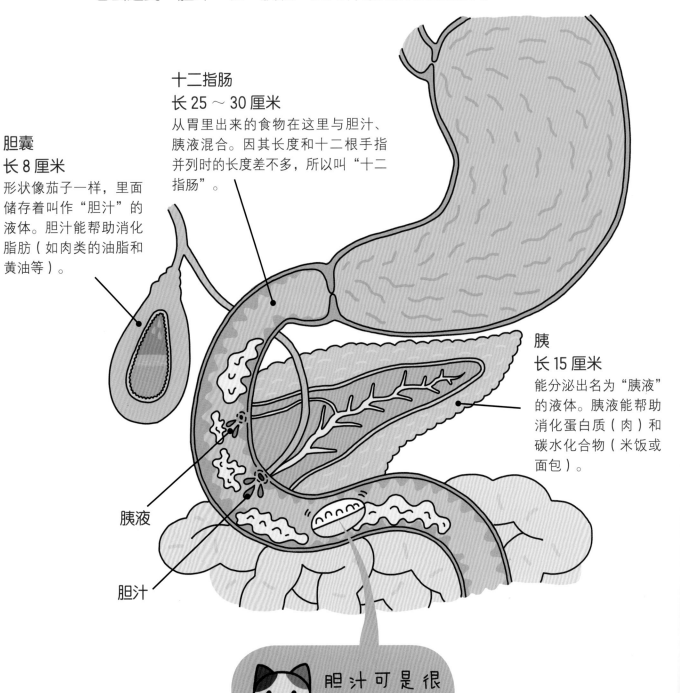

十二指肠
长 25 ～ 30 厘米
从胃里出来的食物在这里与胆汁、胰液混合。因其长度和十二根手指并列时的长度差不多，所以叫"十二指肠"。

胆囊
长 8 厘米
形状像茄子一样，里面储存着叫作"胆汁"的液体。胆汁能帮助消化脂肪（如肉类的油脂和黄油等）。

胰
长 15 厘米
能分泌出名为"胰液"的液体。胰液能帮助消化蛋白质（肉）和碳水化合物（米饭或面包）。

胰液

胆汁

胆汁可是很苦的哦！

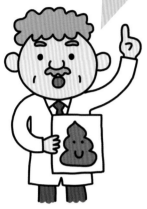

大便为什么是
黄褐色的？

鸟的胃里竟然有沙子

鸟类没有牙齿，但它们的身体里长着一个有沙子的囊，学名"砂囊"。

鸟类吞下的沙子会储存在砂囊里，进食后，砂囊开始蠕动并碾碎食物。鸡有时会吃沙子，就是为了将沙子储存到砂囊里。

大便之所以呈黄褐色，是因为胆汁是黄色的。大便之所以有臭味，是因为肠道中的细菌以食物残渣为原料，制造出了有臭味的气体。

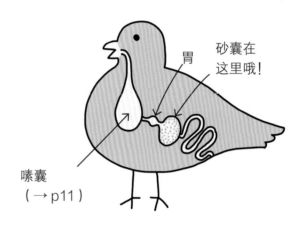

胃

砂囊在这里哦！

嗉囊
（→ p11）

牛的胃里有类似草履虫的微生物

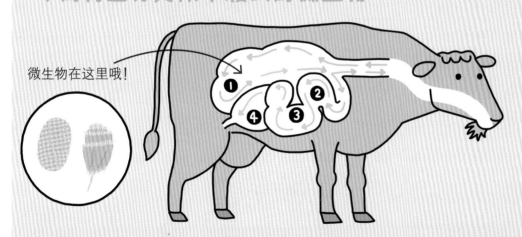

微生物在这里哦！

❶ ❷ ❸ ❹

绵羊和山羊的胃里也有哦！

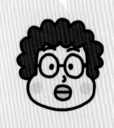

牛有 4 个胃。牛的第一个胃里有类似草履虫的纤毛原虫，它们能分解牛吃下的草。一头牛的胃里有 400 亿～ 1000 亿只纤毛原虫。这些微生物一旦接触胃液就会死亡，所以牛的第一个胃是不分泌胃液的。

牛的第二个胃和第三个胃会把草变得更细碎。牛只有第四个胃能分泌胃液，胃液能将细碎的草消化成粥状。

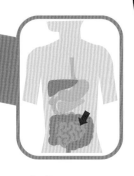

柔软曲折的迷宫

小肠

小肠是内脏中最长的器官。它曲折地盘绕在肚子里，食物通过小肠时，大部分营养都会被吸收。小肠是消化的主力军。

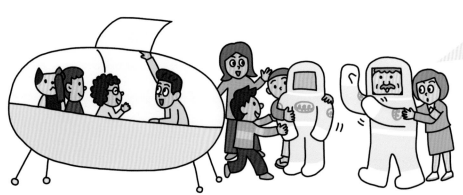

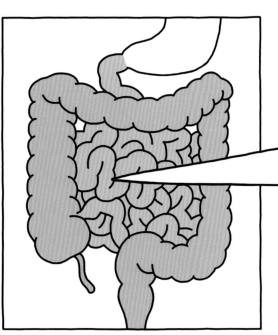

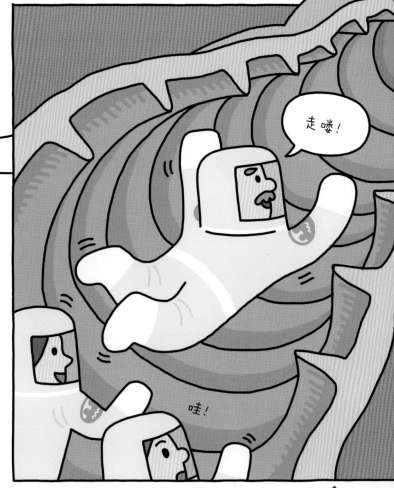

食物通过小肠需要 4 ～ 8 小时

食物进入小肠后，小肠开始蠕动，经过 4 ～ 8 小时，食物被送入大肠。

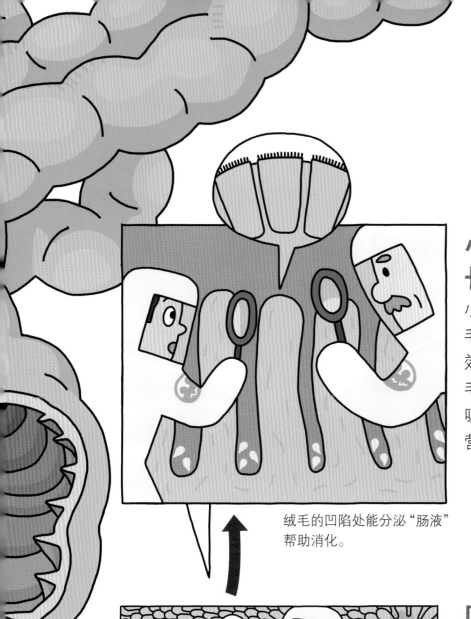

小肠绒毛上竟然还长着绒毛

小肠绒毛上还长着很多小绒毛。绒毛越多，吸收营养的效率就越高。绒毛里有很多毛细血管和淋巴管，它们能吸收食物中的营养，然后把营养输送到身体各处。

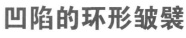

绒毛的凹陷处能分泌"肠液"帮助消化。

凹陷的环形皱襞

小肠的内侧有大量的环形皱襞，皱襞上有许多绒毛状的突起，我们称之为"小肠绒毛"，每根绒毛长约1毫米。这些绒毛密集地覆盖在小肠内侧。

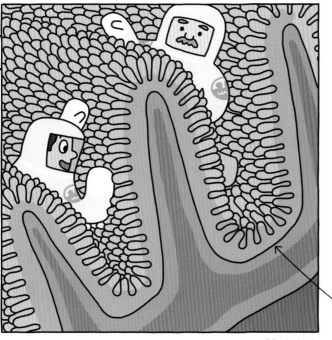

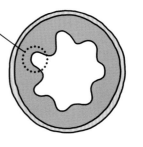

皱襞在这里哦！

19

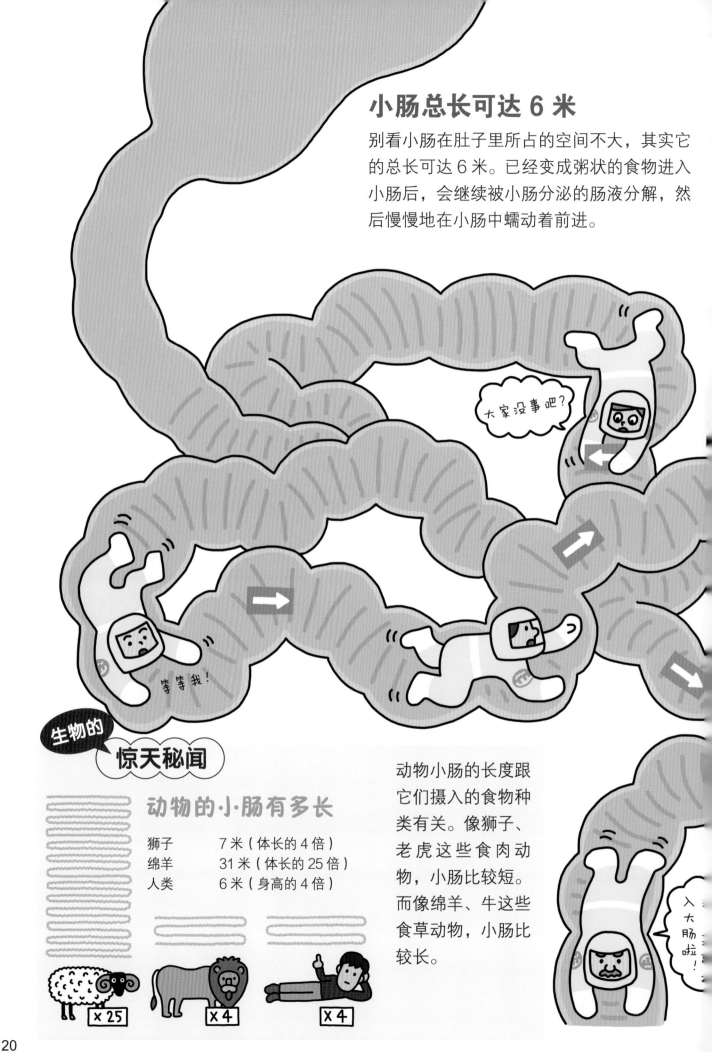

小肠总长可达 6 米

别看小肠在肚子里所占的空间不大，其实它的总长可达 6 米。已经变成粥状的食物进入小肠后，会继续被小肠分泌的肠液分解，然后慢慢地在小肠中蠕动着前进。

生物的

惊天秘闻

动物的小肠有多长

狮子	7 米（体长的 4 倍）
绵羊	31 米（体长的 25 倍）
人类	6 米（身高的 4 倍）

x 25   x 4   x 4

动物小肠的长度跟它们摄入的食物种类有关。像狮子、老虎这些食肉动物，小肠比较短。而像绵羊、牛这些食草动物，小肠比较长。

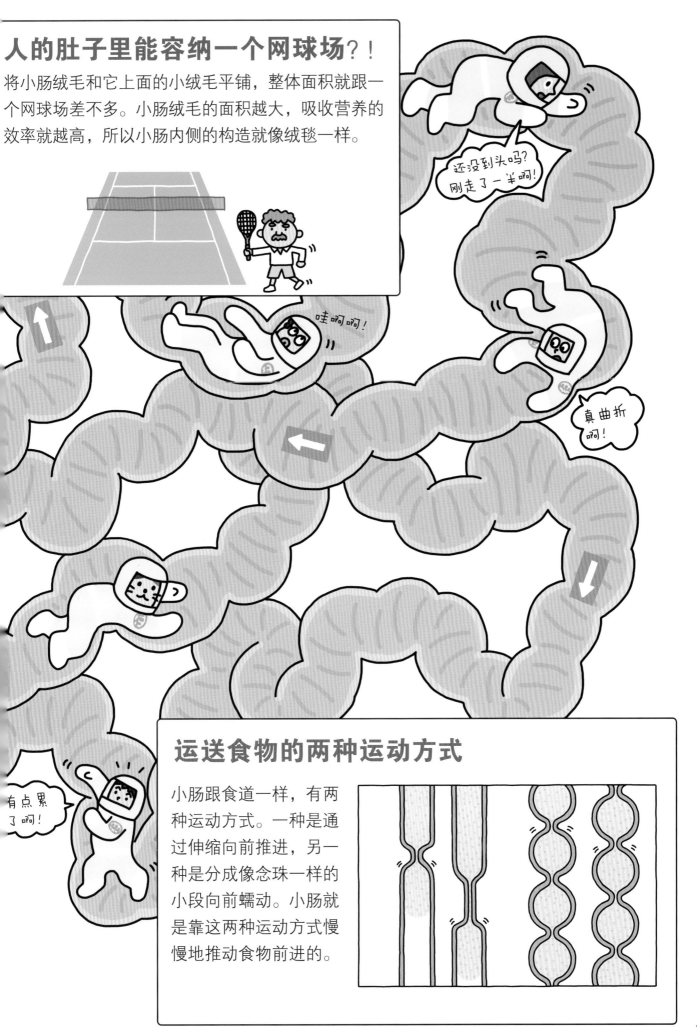

人的肚子里能容纳一个网球场？！

将小肠绒毛和它上面的小绒毛平铺，整体面积就跟一个网球场差不多。小肠绒毛的面积越大，吸收营养的效率就越高，所以小肠内侧的构造就像绒毯一样。

运送食物的两种运动方式

小肠跟食道一样，有两种运动方式。一种是通过伸缩向前推进，另一种是分成像念珠一样的小段向前蠕动。小肠就是靠这两种运动方式慢慢地推动食物前进的。

大肠

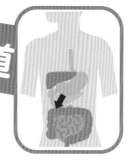

大肠是食物要通过的最后一段通道。从小肠运送过来的食物残渣，它的水分被大肠吸收后才变成粪便。大肠长 1.5 米左右，整体比小肠粗一些。

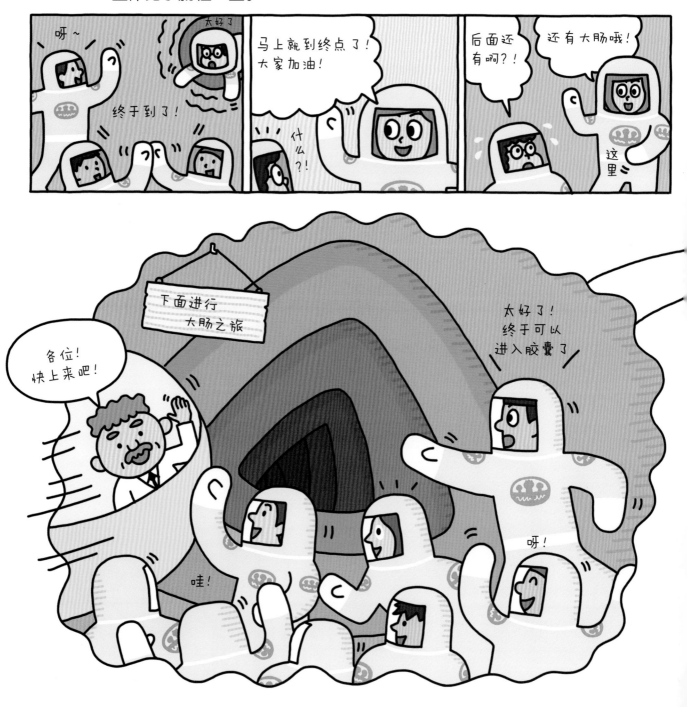

粪便形成的过程

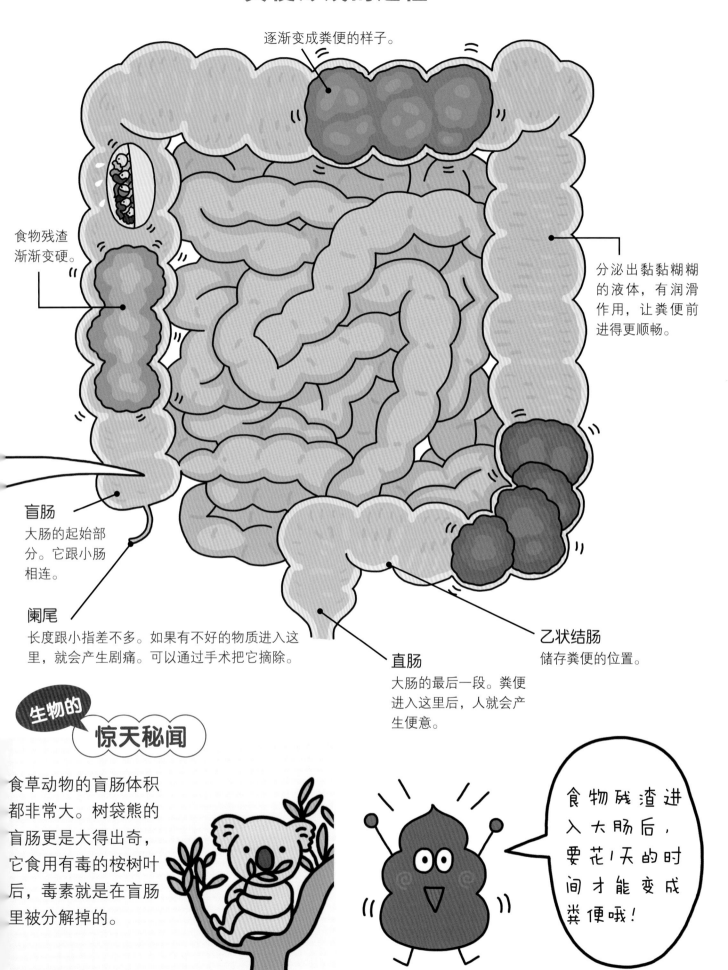

逐渐变成粪便的样子。

食物残渣渐渐变硬。

分泌出黏黏糊糊的液体，有润滑作用，让粪便前进得更顺畅。

盲肠
大肠的起始部分。它跟小肠相连。

阑尾
长度跟小指差不多。如果有不好的物质进入这里，就会产生剧痛。可以通过手术把它摘除。

直肠
大肠的最后一段。粪便进入这里后，人就会产生便意。

乙状结肠
储存粪便的位置。

生物的
惊天秘闻

食草动物的盲肠体积都非常大。树袋熊的盲肠更是大得出奇，它食用有毒的桉树叶后，毒素就是在盲肠里被分解掉的。

食物残渣进入大肠后，要花1天的时间才能变成粪便哦！

23

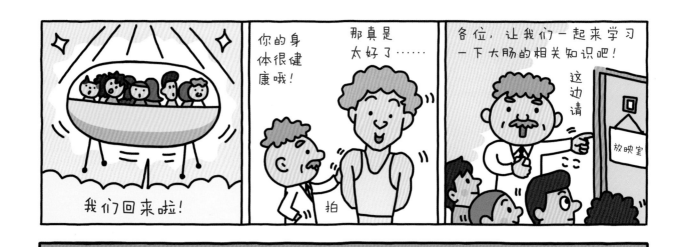

大肠里有 500 多种细菌

大肠里有 500 多种细菌，它们的总量在 100 兆个左右，重量为 1～1.5 千克。这些细菌能帮助大肠蠕动，有调节身体的功能。

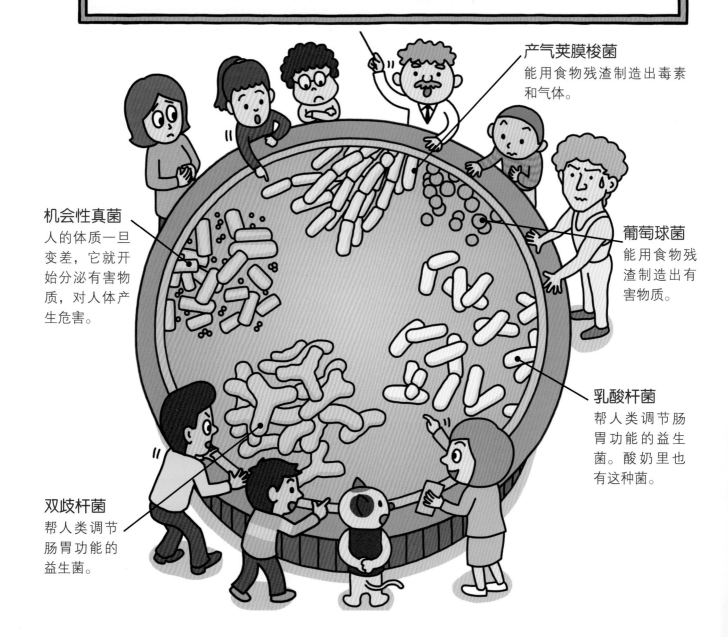

产气荚膜梭菌
能用食物残渣制造出毒素和气体。

机会性真菌
人的体质一旦变差，它就开始分泌有害物质，对人体产生危害。

葡萄球菌
能用食物残渣制造出有害物质。

乳酸杆菌
帮人类调节肠胃功能的益生菌。酸奶里也有这种菌。

双歧杆菌
帮人类调节肠胃功能的益生菌。

细菌之间一直在战斗着

大肠里有对人体有益的益生菌和对人体有害的细菌。为了增加己方的菌群数量，这两种细菌一直在战斗着。人的身体状态好时，体内的益生菌会占上风。一旦人的体质变差，有害细菌就会乘虚而入，让身体变得不舒服。

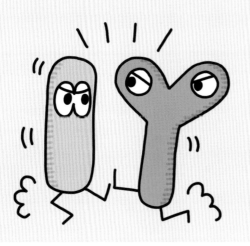

有害细菌是必要的吗

空气中和我们吃的食物里都有很多细菌，它们会进入人体。肠道中的有害细菌能让身体一直处于警觉状态，这样就能抵御来自外界的细菌，从而保护身体。

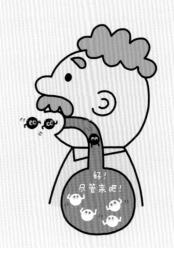

大便的一半是死掉的细菌

大便的一半是食物残渣，剩下的一半就是死掉的细菌。除此之外，大便中还混有大肠和小肠老化脱落的肠壁。

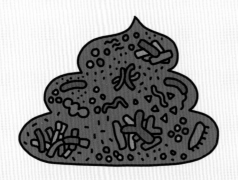

人为什么会放屁

屁主要是人在呼吸时吞入的空气。除此之外，还有肠道中的细菌制造出的各种气体。当这些气体累积到一定程度，就会从屁股释放出去。若屁中的甲烷含量较多，还能用火点着。

血管中的人体之旅

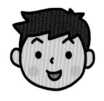

肠胃的探险之旅真是有意思呀。
下面一起去心脏和肺部看看吧！

好！让我们再一次开启探险之旅吧！

去哪去哪
去哪去哪

人体中有一个比消化道更长的通道，大家知道是什么吗？

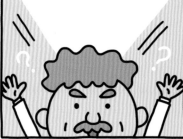

什么？！
从嘴巴到屁股的通道已经有人身高的 6～7 倍那么长了……

这个通道应该有身高的 20 倍左右吧？

虽然不知道是什么，但我猜长度是 50 米！

你们说的都是九牛一毛！这个通道的长度根本不能用身高来衡量，因为它的长度可以绕地球两周呢！它就是……

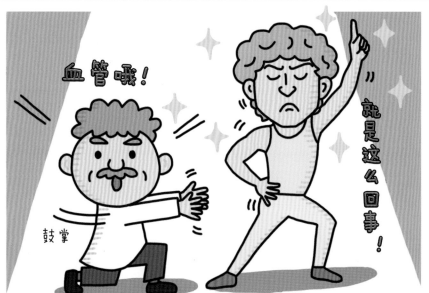

血管嘞！

鼓掌

就是这么回事！

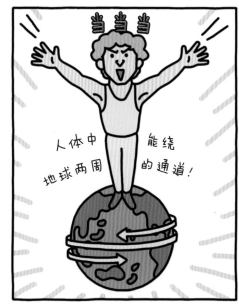

人体中能绕地球两周的通道！

当当当

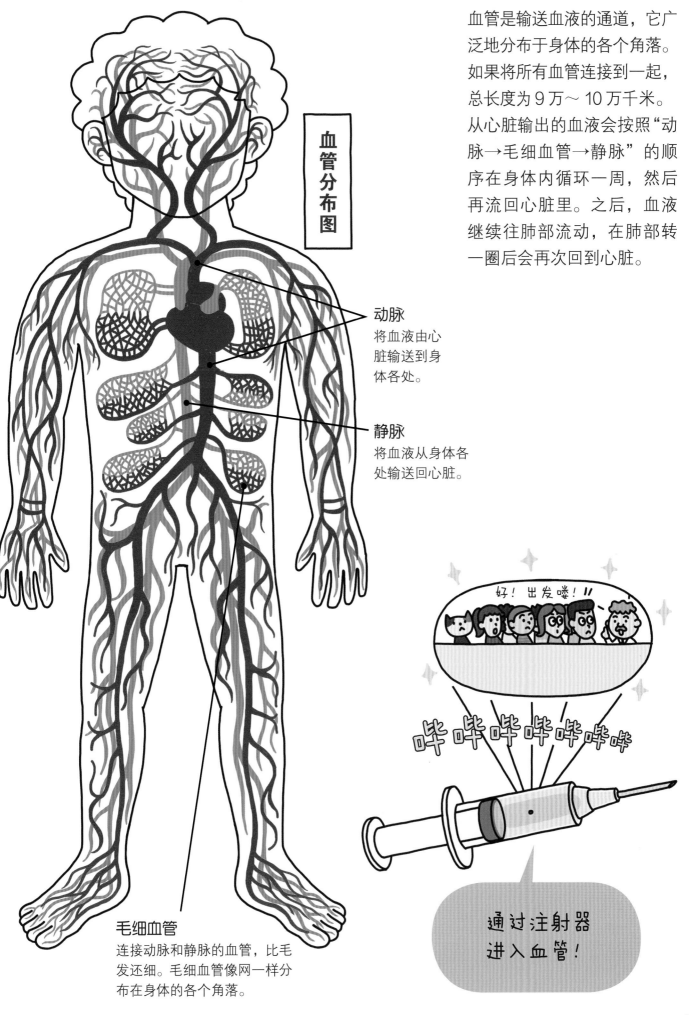

血管是输送血液的通道，它广泛地分布于身体的各个角落。如果将所有血管连接到一起，总长度为9万～10万千米。从心脏输出的血液会按照"动脉→毛细血管→静脉"的顺序在身体内循环一周，然后再流回心脏里。之后，血液继续往肺部流动，在肺部转一圈后会再次回到心脏。

血管分布图

动脉
将血液由心脏输送到身体各处。

静脉
将血液从身体各处输送回心脏。

毛细血管
连接动脉和静脉的血管，比毛发还细。毛细血管像网一样分布在身体的各个角落。

好！出发喽！！

哗哗哗哗哗哗哗

通过注射器进入血管！

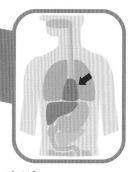

时刻跳动着的泵

心脏

心脏位于胸口的两肺之间。它整天都在不停地跳动，一刻也不会停歇。心脏通过收缩和舒张推动全身血液循环。

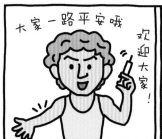

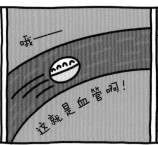

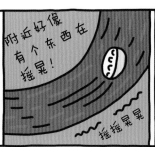

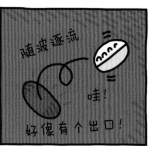

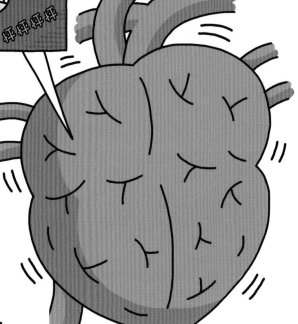

大小跟拳头差不多

心脏比拳头稍微大一些，成人的心脏一般重 250 ～ 300 克。这个重量跟一杯水差不多。刚出生的婴儿心脏跟核桃差不多大，重 20 ～ 30 克。

能自发运动的肌肉

心脏里的"心肌"是一种特殊的肌肉。与胳膊和腿上的肌肉不同，它没有脑的命令也能自发运动。

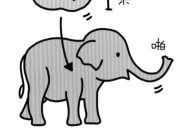

大象的心脏

大象的心脏重量是人类心脏重量的几十倍。日本飞飞动物园 2006 年去世的印度象花子的心脏重达 18 千克。

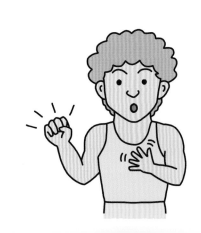

心脏由 4 个腔组成！

心脏分为左、右两个大腔，这两个大腔又分别由上、下两个小腔组成。名为"心房"的腔是储存血液的容器，名为"心室"的腔则是负责把血液抽出来输送到外面的泵。

根据心脏形状造出的汉字

"心"这个汉字，是古代中国人根据心脏形状创造出来的。

向身体各处输送血液的血管

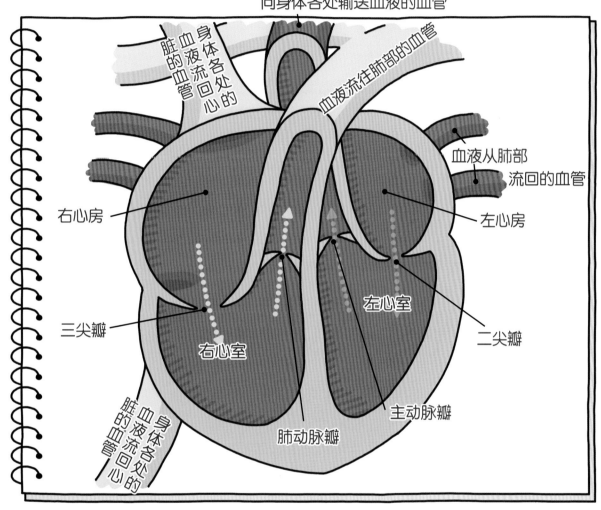

脏的血管
血液流回心的
身体各处

血液流往肺部的血管

血液从肺部
流回的血管

右心房

左心房

三尖瓣

左心室

右心室

二尖瓣

主动脉瓣

肺动脉瓣

脏的血管
血液流回心的
身体各处

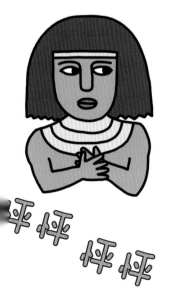

古埃及人眼中的"心脏"

距今五千年前的古埃及人认为，人在呼吸时能吸入空气中含有的"类似灵魂的东西"。这种"类似灵魂的东西"会融入人的血液，然后通过心脏传递给整个身体。所以他们认为人的心脏里有所谓的"心灵"。

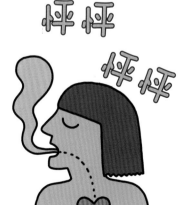

血液在心脏里的流动方式

血液是如何在心脏的四个腔内流动的呢？下面让我们按顺序看一下吧。

1 在体内循环过的血液进入右心房。

3 心脏继续收缩，血液再次被挤压出去，进入通往肺部的血管。

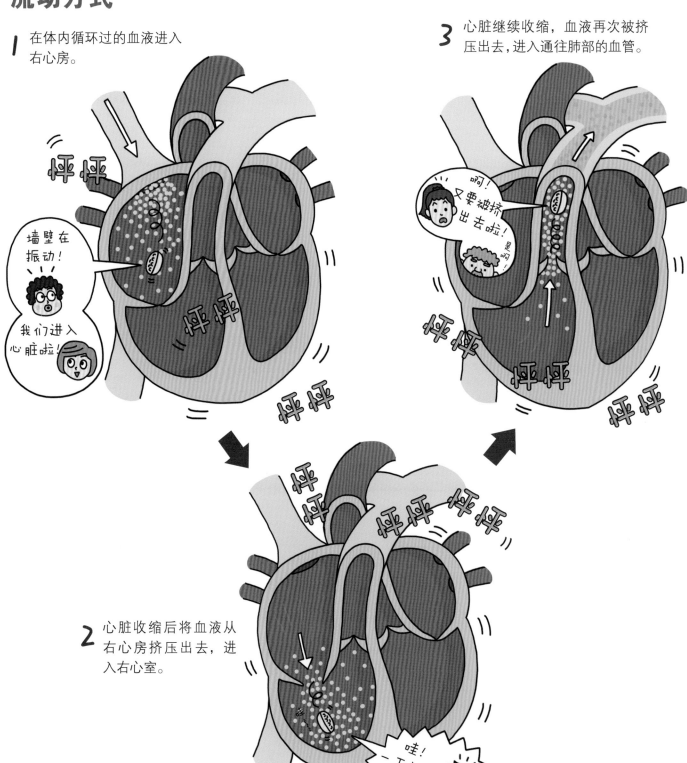

墙壁在振动！

我们进入心脏啦！

啊！又要被挤出去啦！

哎呀！

2 心脏收缩后将血液从右心房挤压出去，进入右心室。

哇！一下就被挤出来了！

×36

心脏一天输送出的血液可以装满36个浴缸

成人的心脏每跳动一次，大约能输送70毫升的血液，这差不多是一杯水的1/3。心脏一分钟能输送5升血液，一天能输送7200升（能装满36个浴缸的量）的血液。

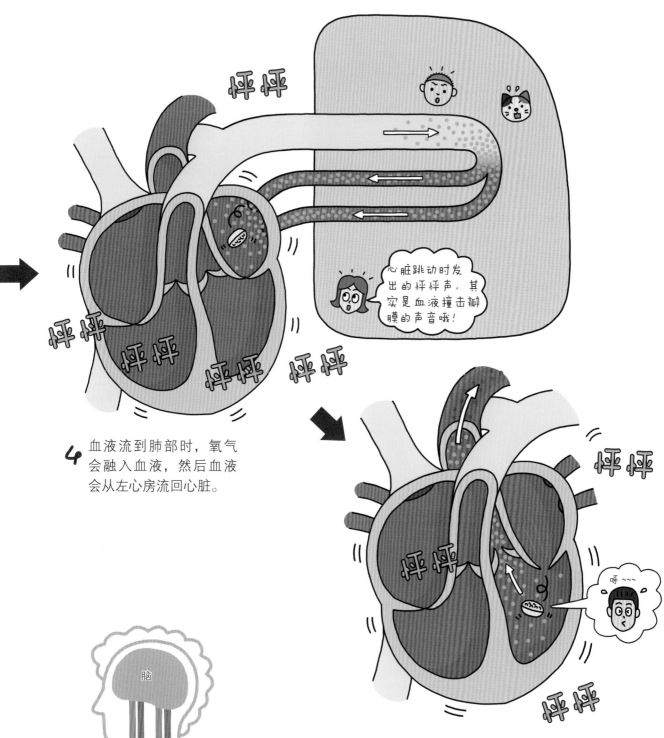

4 血液流到肺部时，氧气会融入血液，然后血液会从左心房流回心脏。

5 心脏收缩，血液被挤压到左心室，最后通过血管被输送到身体各处。

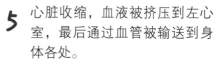

只用一分钟，血液就能循环一周

从心脏输出的血液只需一分钟就能在体内循环一周并回到心脏。在被从心脏输送到全身的过程中，血液一直被很强的力量推动着，每秒钟能前进 50 厘米。流到手脚之后，血液流动的速度会慢慢减缓。

心脏跳动的原理

心脏里有通过电信号发出命令的"发电站"，还有接收命令并调整电信号的"变电站"。正是由于这两部分相互配合，心脏才能有条不紊地工作。

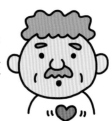

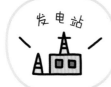

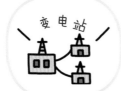

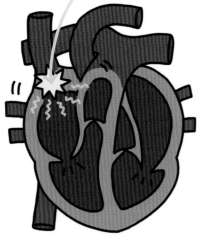

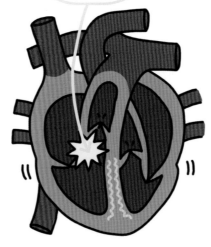

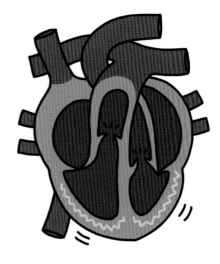

1 通过电信号发出命令。上面的两个腔收缩，瓣膜打开。

2 接收命令。如果信号过多，就会在这里进行调整。

3 命令向下传递，下面的两个腔收缩，瓣膜打开。

人体研究趣闻

发现心脏跳动的原理

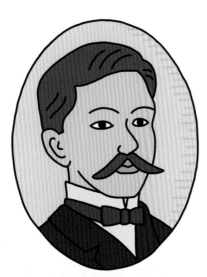

田原淳博士

田原淳博士曾经在德国做心脏方面的研究。当时人们只知道心脏能发出电信号，但还没弄清它究竟是怎么运作的。

田原淳博士于 1905 年解开了这个谜团，他发现心脏有发出命令和解读命令的部位，还有完整的命令传导路线。他是世界上首位弄清心脏运作原理的人。

田原淳博士的理论启发了荷兰生理学家爱因托芬，他发明了心电图机，并因此获得了诺贝尔生理学或医学奖。

人为什么会心跳加速

人在运动时消耗的能量比平时大，心脏要输送更多的血液来提供氧气和营养。人在紧张、害怕时，也会消耗很多能量去规避或应对危险。所以心脏会怦怦地加速跳动。

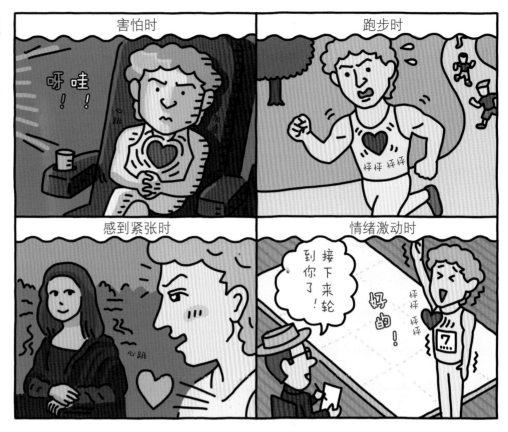

心脏一天要跳 10 万次!

成人的心脏一分钟跳 60 ～ 70 次，一天会跳 9 万～ 10 万次，如果人活到 80 岁，那他的心脏一生就能跳 25 亿～ 29 亿次。不同的生物心脏跳动的次数也有所不同。

每分钟心脏跳动的次数

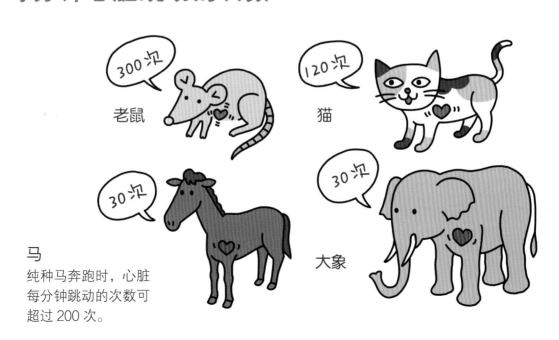

马
纯种马奔跑时，心脏每分钟跳动的次数可超过 200 次。

各种生物的心脏构造

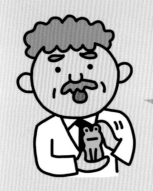

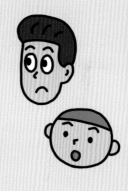

人类心脏的构造非常复杂。为了将大量氧气和营养快速输送到身体各处，人类的心脏才进化成现在这样。其他生物的心脏构造是什么样的呢？让我们一起来看看吧。

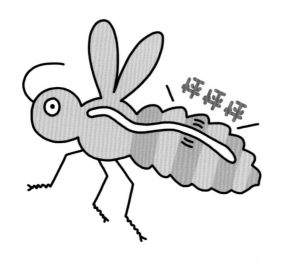

昆虫的心脏

昆虫没有红色的血液，它们只有透明的"体液"在身体内循环。昆虫体内有一根类似血管的东西，由它来充当心脏。昆虫体内遍布着能输送氧气的气管（→ p36 ～ 37），昆虫就是用气管来呼吸的。

鱼类的心脏

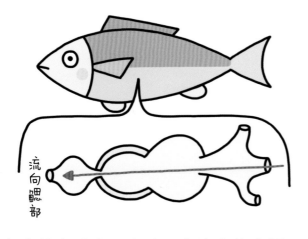

鱼类的心脏有两个腔。血液在体内循环一周后，会从心脏流向鳃部，然后在鳃部获取氧气，再流回心脏。

青蛙的心脏

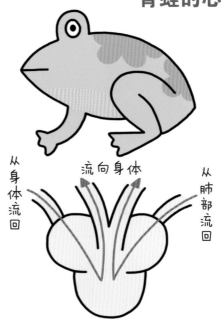

青蛙的心脏有三个腔。在体内循环一周的血液和从肺部流回的血液混合后，一起流向身体各处。青蛙的皮肤也能呼吸，所以它们还可以通过皮肤获取氧气。

人体研究趣闻

从炸药中诞生的心脏病药物

大家知道"诺贝尔奖"吗？这是颁发给杰出科学家的奖项，创立这个奖项的人，就是发明炸药的阿尔弗雷德·诺贝尔。

诺贝尔一家人都从事火药研究工作。制造火药需要一种名为"硝酸甘油"的原料，它的威力非常大，只要点燃一滴就能将整个烧杯炸飞。诺贝尔家的工厂因此发生过多次爆炸事故，阿尔弗雷德·诺贝尔的弟弟也在一次爆炸事故中丧生了。但阿尔弗雷德·诺贝尔一直没有放弃，最后，他将硝酸甘油滴入一种特殊的土里，成功地发明了炸药。

刚开始，这种炸药主要用于山区的爆破工程，但后来慢慢演变成一种武器，广泛地应用在战争中。阿尔弗雷德·诺贝尔为此大受打击，于是想出设置"诺贝尔奖"，用来奖励那些为人类做出好的贡献的人。

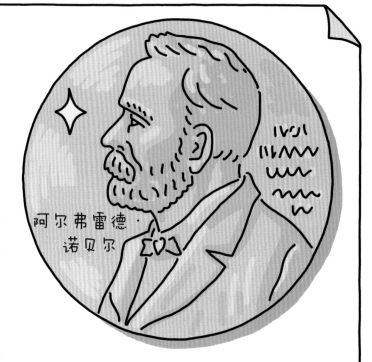

后来人们发现，在诺贝尔家的工厂里工作的心脏病患者基本都没有再发病。这是因为硝酸甘油能扩张血管，让血液循环更加顺畅。发现这个现象后，科学家们继续对硝酸甘油进行研究，最终研制出了治疗心脏病的药物，从而拯救了很多心脏病患者。

阿尔弗雷德·诺贝尔
和
炸药

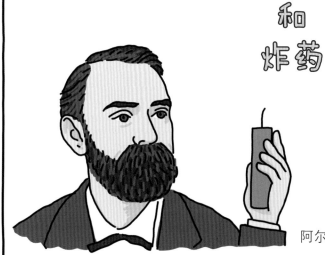

阿尔弗雷德·诺贝尔

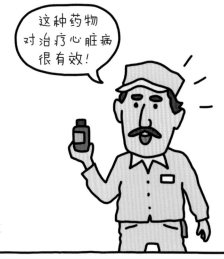

这种药物对治疗心脏病很有效！

气体的交换场所

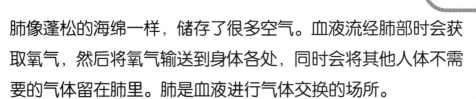

肺

肺像蓬松的海绵一样，储存了很多空气。血液流经肺部时会获取氧气，然后将氧气输送到身体各处，同时会将其他人体不需要的气体留在肺里。肺是血液进行气体交换的场所。

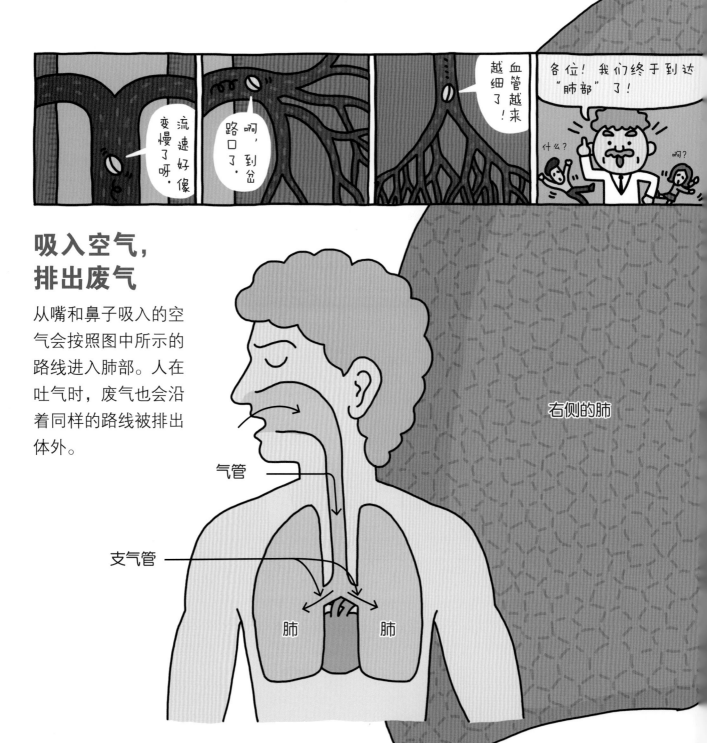

流速好像变慢了呀。

啊，到岔路口了。

血管越来越细了！

各位！我们终于到达"肺部"了！

什么？

呵？

吸入空气，排出废气

从嘴和鼻子吸入的空气会按照图中所示的路线进入肺部。人在吐气时，废气也会沿着同样的路线被排出体外。

气管

支气管

肺

肺

右侧的肺

气管

肺泡
这些分支的前端，
全部都是肺泡。

每次呼吸，会有 3 升的空气进入体内

肺是很大的内脏，它占据了胸腔的大部分空间。两边的肺合起来，重量可达 1 千克。成人在深呼吸时，每次能吸入 3～4 升空气。有的游泳选手一次甚至能吸入 6 升的空气。

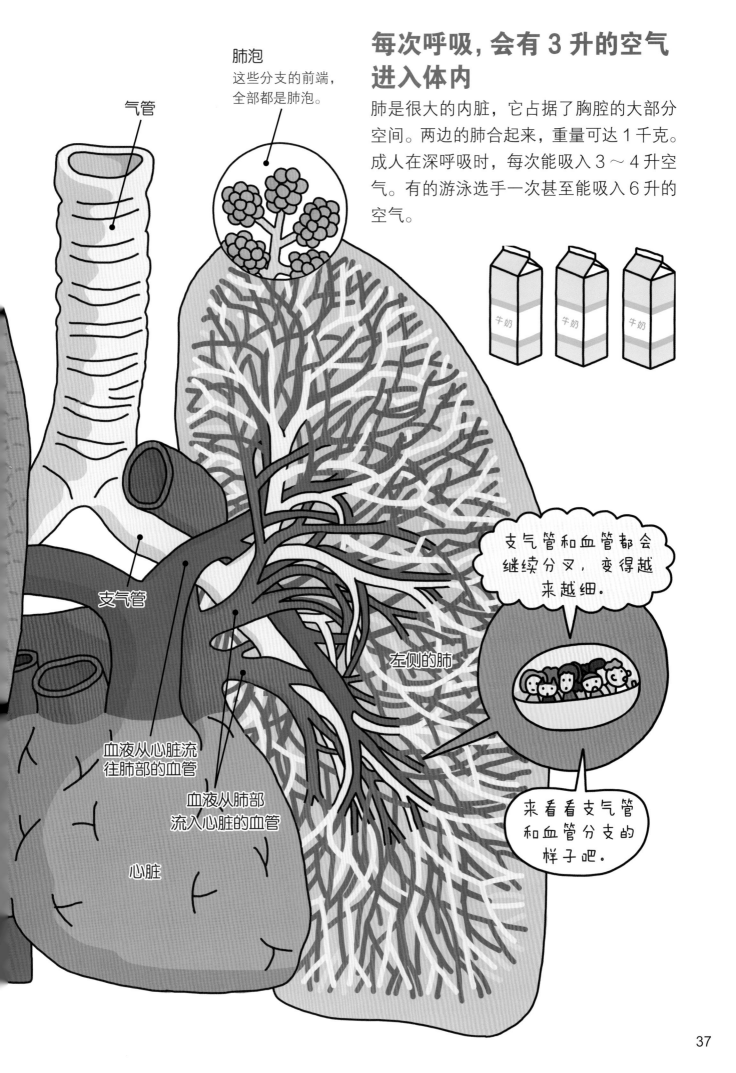

支气管

血液从心脏流往肺部的血管

血液从肺部流入心脏的血管

心脏

左侧的肺

支气管和血管都会继续分叉，变得越来越细。

来看看支气管和血管分支的样子吧。

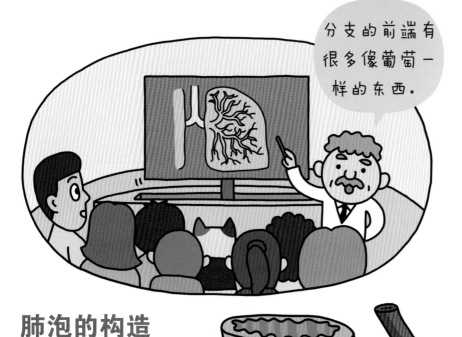

微观的海绵球

这些像葡萄一样的东西被称为"肺泡"。它们是布满小孔的中空球体，跟海绵球很像。一般 20 个左右的肺泡会聚成一团，成人的左右两个肺加起来大约有 7.5 亿个肺泡。刚出生的婴儿只有 4000 ～ 5000 个肺泡，但肺泡数量会随着年龄而增长，这种增长会一直持续到 12 岁。

肺泡的构造

0.1 ～ 0.2 毫米

血管

血管

膨胀的肺泡平铺开有网球场那么大

将所有肺泡平铺开，差不多有 1/4 个网球场那么大。深呼吸时，肺泡会膨胀，这时平铺开的肺泡就有一整个网球场那么大了。正是因为有这么大的面积，肺部才能快速地交换气体。

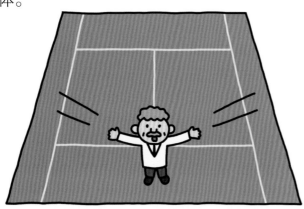

参考资料：《新版人体地图》（佐藤达夫监修 / 日本讲谈社）

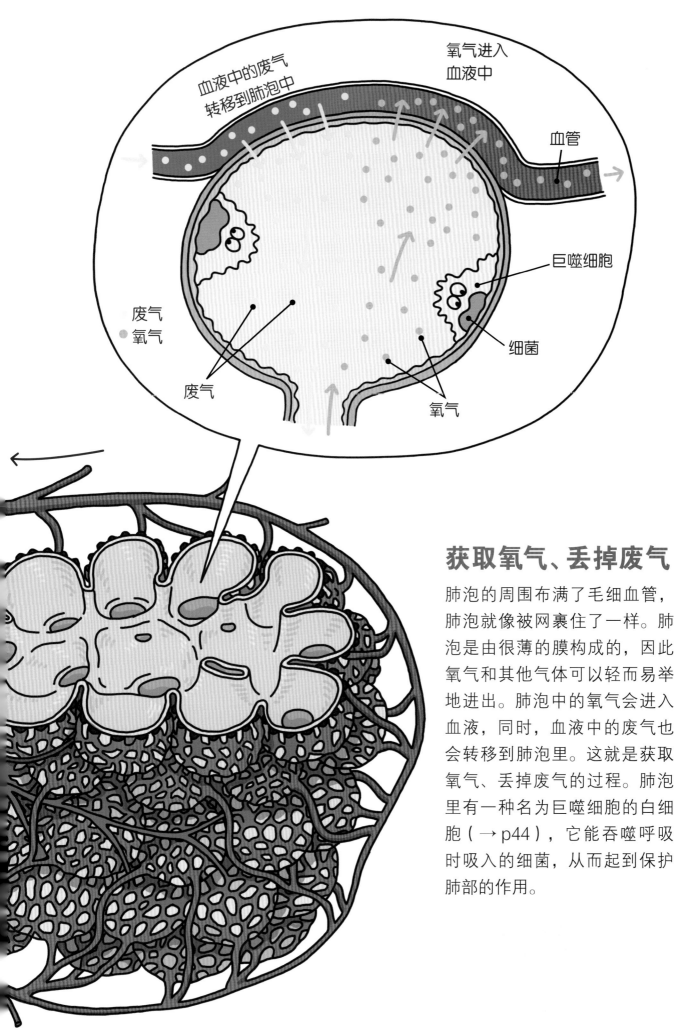

血液中的废气
转移到肺泡中

氧气进入
血液中

血管

废气
● 氧气

巨噬细胞

细菌

废气

氧气

获取氧气、丢掉废气

肺泡的周围布满了毛细血管，肺泡就像被网裹住了一样。肺泡是由很薄的膜构成的，因此氧气和其他气体可以轻而易举地进出。肺泡中的氧气会进入血液，同时，血液中的废气也会转移到肺泡里。这就是获取氧气、丢掉废气的过程。肺泡里有一种名为巨噬细胞的白细胞（→p44），它能吞噬呼吸时吸入的细菌，从而起到保护肺部的作用。

吸气和呼气的原理

人的胸腔和腹腔之间有一
层名为"膈"的膜状肌肉。
当膈下降时，胸腔的空间得
到扩展，空气会进入肺部。
当膈上升时，胸腔的空间
被压缩，空气就会被排出。
人在呼吸时还会用到肋骨
（→ p87）间的肌肉来帮助
扩张肺部。

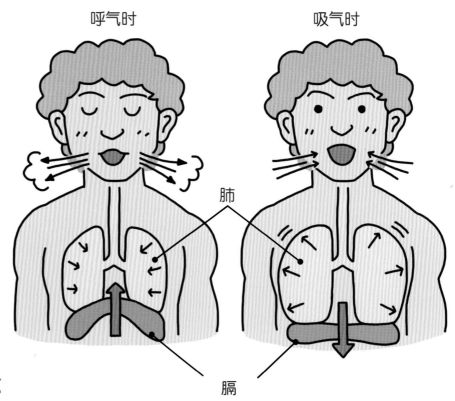

呼气时　　　　　吸气时

肺

膈

支气管能阻挡灰尘

支气管内侧布满了黏稠的液体，这些液体能
够吸附呼吸时吸入的灰尘。黏液下还长着很
多细毛，这些细毛是朝着喉咙的方向生长的，
这样，灰尘被细毛阻挡并送回喉咙，就无法
进入肺部。即使灰尘跟液体一起进入体内，
到了胃部也会被溶解。

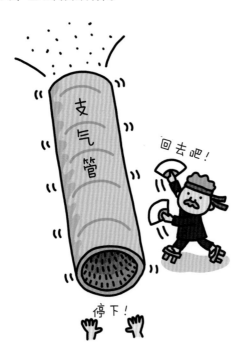

咳嗽时，气流的速度堪比
台风风速

当烟雾、食物或饮料不小心进入气管
时，人马上就会咳嗽，进而从喉咙里排
出异物。咳嗽是身体阻止异物进入肺部
的一种措施。咳嗽时，气流的速度可达
60 ～ 70 千米 / 小时，简直堪比台风风速。

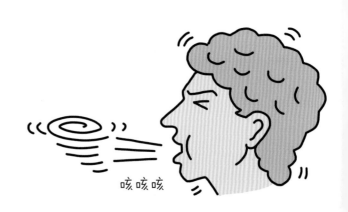

印章式注射——BCG

大家在婴儿期都注射过卡介苗吧！日本的卡介苗是用一个带有九个针头的方形注射器，在胳膊上盖一个章。卡介苗是一种预防结核病的疫苗，也叫BCG疫苗。

结核病是一种非常古老的疾病，据说在五千年前的古埃及木乃伊上，也曾发现过它的痕迹。在过去，医学不发达，结核病是一种得了只能等死的不治之症，可见它有多么可怕。

刚开始，人们一直没弄清结核病的病因，直到一百三十年前，德国科学家罗伯特·科赫发现了结核杆菌。结核杆菌是一种细菌，它不但能引发结核病，还会在人与人之间传播。

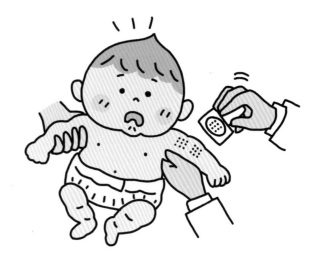

BCG疫苗里含有被弱化的结核杆菌，它进入人体后，会激发人体的免疫系统，增强人体对结核病的免疫力，从而使人不易被感染。发现结核杆菌后，科赫在柏林大学继续研究，后来又有了很多惊人的发现。日本的细菌学家北里柴三郎是科赫的学生，他也相继发现了引发破伤风、鼠疫等疾病的细菌，因此拯救了很多人的生命。科赫一直很看重北里，生前还曾专门到日本拜访过他。

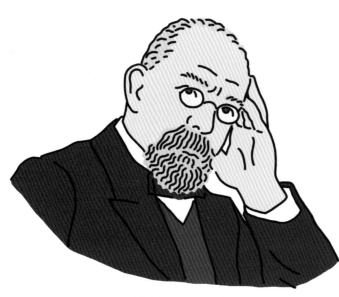

罗伯特·科赫

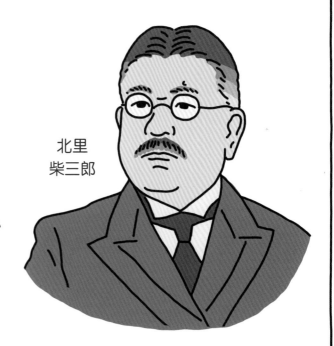

北里
柴三郎

血液

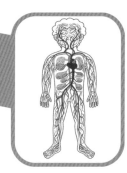

血液通过遍布全身的血管流淌到身体的各个角落。血液只是看起来是液体，其实血液中包含很多小颗粒，这些小颗粒是各种细胞和细胞的碎片。每种细胞都有着不同的职能。

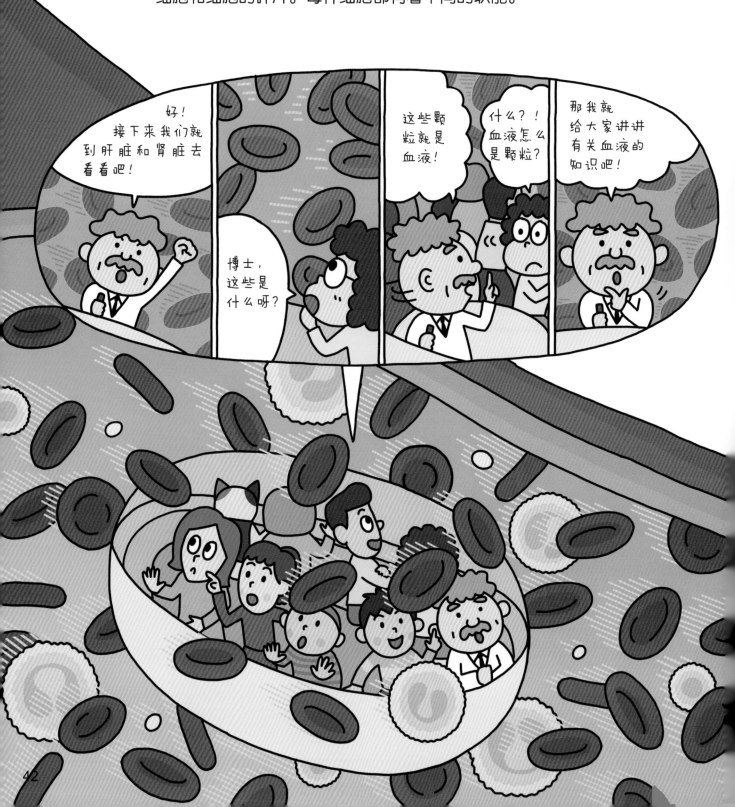

什么是血液

血液是由像水一样的血浆和很多血细胞组成的。血液中 55% 是血浆，剩下的都是血细胞。血细胞有很多种，它们都是由骨头中的"骨髓"制造出来的。成年人体内大约有 4.5 升的血液。

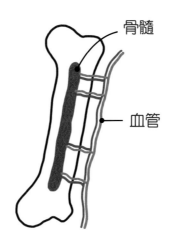

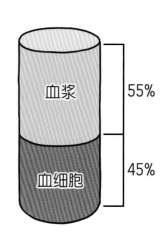

骨髓

血管

血浆 55%

血细胞 45%

血液中的细胞

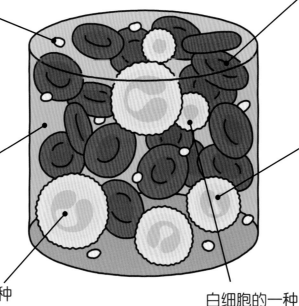

血小板
0.002 ～ 0.003 毫米（直径）
20 万～ 25 万个（1 滴*血液中）

能堵住血管的破损之处。
*1 滴约 1 立方毫米。

血浆

主要成分是水，但里面溶解着很多物质。

红细胞
0.008 ～ 0.009 毫米（直径）
400 万～ 500 万个（1 滴血液中）

血液中的细胞大部分是红细胞，呈淡红色，所以血液看起来是红色的。红细胞的主要功能是输送氧气。

白细胞
0.006 ～ 0.02 毫米（直径）
4000 ～ 9000 个（1 滴血液中）

能吞噬进入人体的细菌。大致可分为三类。

白细胞的一种
（单核细胞）

白细胞的一种
（淋巴细胞）

血液有哪些功能
血液主要有四种功能。

1 运输功能　将氧气和营养等身体所需的物质输送到相应位置。

2 收集功能　将身体新陈代谢产生的废物收集到一起。

3 保温功能　让身体一直保持 37℃ 的恒定体温。

4 保护功能　消灭进入体内的细菌和病毒，促进伤口愈合等。

配送氧气，运回废气
红细胞

红细胞主要负责将氧气输送到身体各处，然后将废气收集起来，运回肺部。进入很细的血管时，红细胞也会变细，等通过后再恢复成原来的形状。

血管受损时，会变形并堵住破损之处
血小板

血小板平时是像小石子一样的颗粒状，当血管受损时，它们会改变自己的形状，堵住破损之处。血小板是从一种名为"巨核细胞"的大型细胞上脱落下来的。

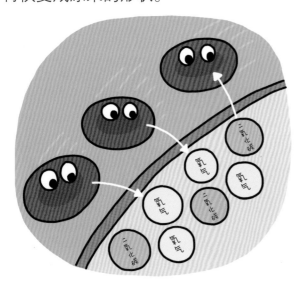

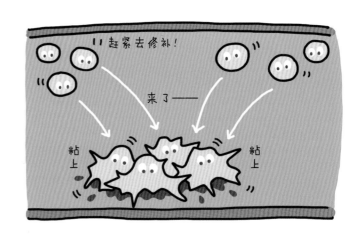

勤劳的巡逻兵，遇到敌人就马上出击
白细胞

白细胞会像变形虫一样一边移动、一边巡逻，一旦碰到进入体内的细菌和病毒，它就会展开攻击。白细胞主要分为3类，每种类型的职能各不相同。

白细胞战队的成员

粒细胞

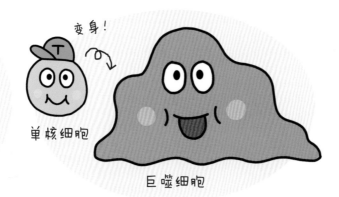

单核细胞

巨噬细胞

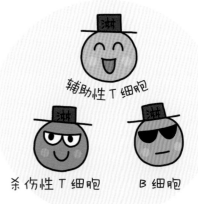

辅助性T细胞

杀伤性T细胞　　B细胞

粒细胞
数量最多的成员，发现细菌后，它会第一个冲上去攻击。粒细胞内部有能杀死细菌的特殊染色颗粒。

单核细胞
一般负责"清扫工作"，能吞噬死掉的细胞。它可以像变形虫一样变身，离开血管就会变成体型较大的"巨噬细胞"，然后不断地吞噬细菌。

淋巴细胞
体积较小，主要负责对付病毒等敌人。它有记忆功能，碰到过的敌人都能记住，下次再遇到时，它会迅速发起攻击。淋巴细胞有很多种，比如发出攻击信号的辅助性T细胞、负责攻击的杀伤性T细胞和制造武器的B细胞等。

白细胞的团队合作太厉害啦

分散在身体各处的白细胞之间会互相联络，然后用团队合作的方式攻击敌人。正是因为有它们保驾护航，我们在受伤、生病时才能够很快痊愈，而且也不容易感冒。

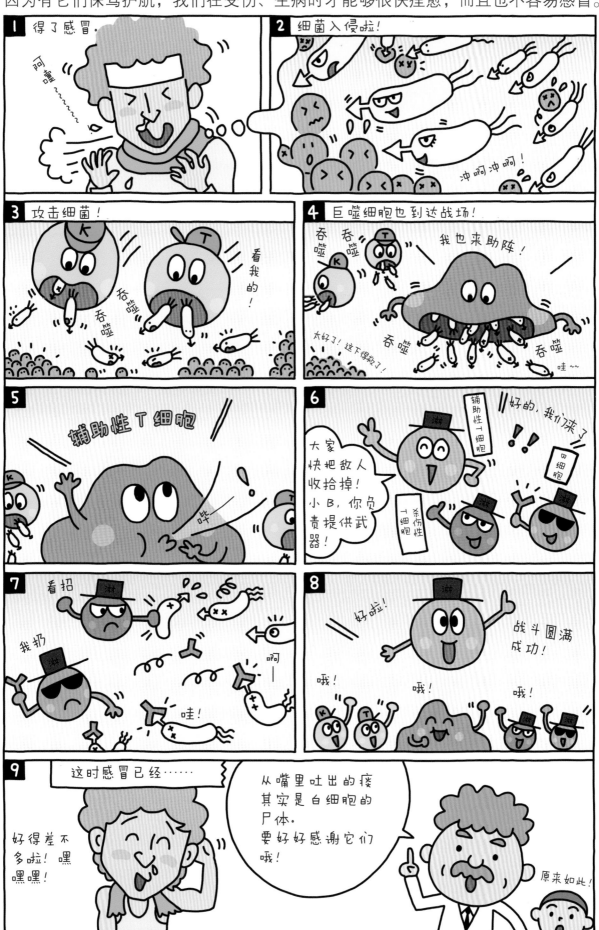

什么是血型

红细胞的细胞膜上有着不同的"抗原"，这些"抗原"决定了人的血型。目前，人的血型主要分为 A、B、AB、O 四种。另外，人的血浆内还有"抗体"，它的主要功能是中和外来物质。"抗体"共有两种，不同血型的人拥有的抗体也不同，具体情况请参见右图。

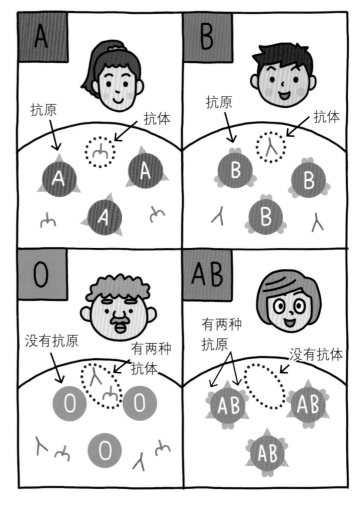

不同血型的人是不能互相输血的

人在受重伤或做手术时会流失很多血液，这时可以将别人的血输进自己的身体里，也就是我们平时所说的"输血"。输血时，A 型血只能输给 A 型血的人，B 型血只能输给 B 型血的人。如果输了别的血型，"抗体"和"抗原"就会结合，发生凝集反应。

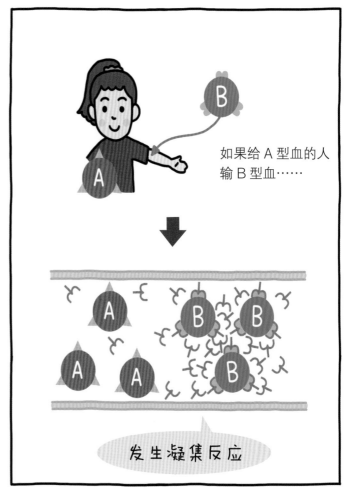

生物的
惊天秘闻

动物有血型吗

猫和狗都是有血型的。狗的血型非常复杂，总共有十三种之多，而且一只狗可能同时拥有几种血型。猫的血型跟人类差不多，总共有 A、B、AB 三种。据说，在某个国家，猫大部分是 A 型血，AB 型血的猫非常罕见。

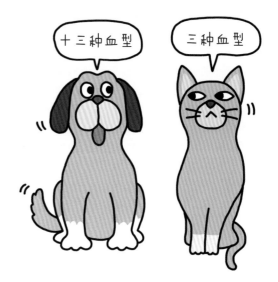

人体研究趣闻

发现红细胞的人—— 列文虎克

距今三百多年前，有一个人用自己制作的显微镜发现了血液中的红细胞。他就是荷兰的显微镜学家安东尼·列文虎克。

列文虎克幼年没有受过正规教育，只是一个布店的学徒。但他一直对肉眼不可见的微观世界很感兴趣，于是自己动手制作了显微镜，并用它发现了很多东西。

安东尼·列文虎克被印在了荷兰的邮票上

有一天，列文虎克在观察毛细血管时，发现血管中流淌着一种圆饼状的物体，这就是红细胞。于是他就成了世界上第一个发现红细胞的人。除此之外，列文虎克还在自己的牙齿上发现了细菌。

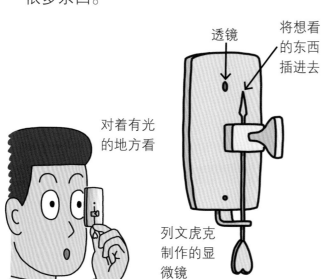

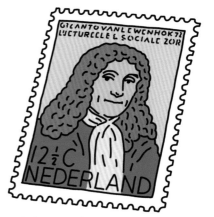

对着有光的地方看

透镜

将想看的东西插进去

列文虎克制作的显微镜

大型的化工厂
肝脏

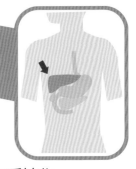

血液中的营养和废物都会汇集到肝脏。肝脏能将营养物质转化成可存储的形式，还能将身体不需要的东西转化成其他安全的成分。

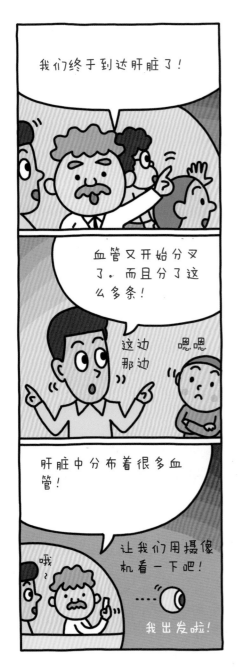

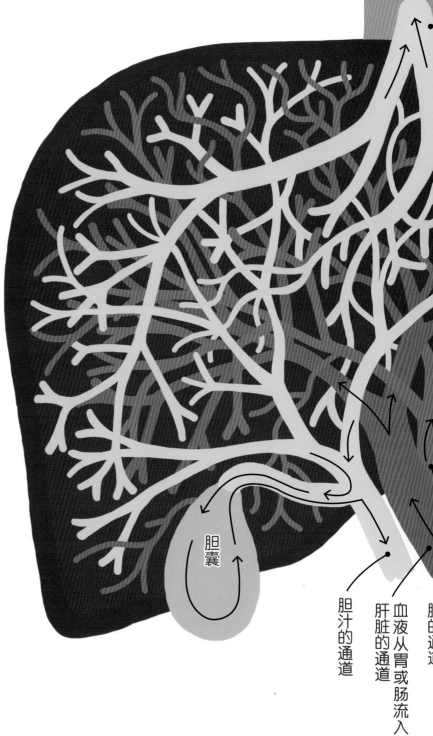

胆囊

胆汁的通道

血液从胃或肠流入肝脏的通道

脏的通道

体积大，而且很重

成年人的肝脏约长 25 厘米，厚 7 厘米，重 1 ~ 1.4 千克。这个重量跟脑的重量差不多，所以肝脏算是比较重的内脏。每分钟有 1.1 ~ 1.5 升的血液流经肝脏。肝脏之所以呈红色，是因为里面充满了血液。

—血液流回心脏的通道

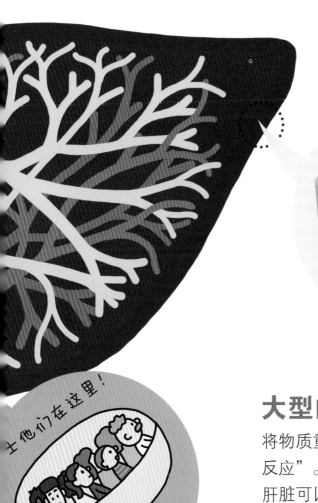

土他们在这里！

排列整齐的六边形结构

肝脏是由 50 万 ~ 100 万个芝麻大小的多角棱柱状肝小叶组成的。肝小叶里的肝细胞排列得非常整齐，呈一块块薄板状。肝小叶里的血管分布方式也很特殊，一般是穿插在排列成薄板状的肝小叶之间的。从胃和肠流过来的血液经过这里时，会将携带的营养物质和废物都留在肝脏里。

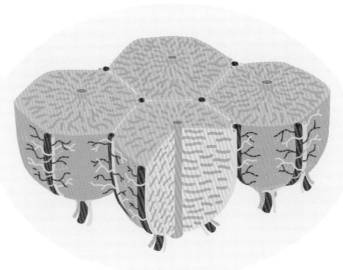

大型的化工厂

将物质重新组合或分解，从而形成新物质的过程叫"化学反应"。肝脏的职能就是进行"化学反应"。
肝脏可以将食物中的营养转化为容易被身体吸收的物质，还能将身体不需要的废物分解成安全的成分，然后排出体外。肝脏每秒钟能进行 2000 次"化学反应"，就像一个大型的化工厂。

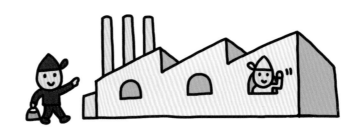

流经胃和肠的血液都要流到肝脏里

为了消化食物，胃和肠里都分布着很多血管。小肠摄取食物中的营养后，要通过血液将营养物质输送到全身。血液流动的具体方式请参照下图。

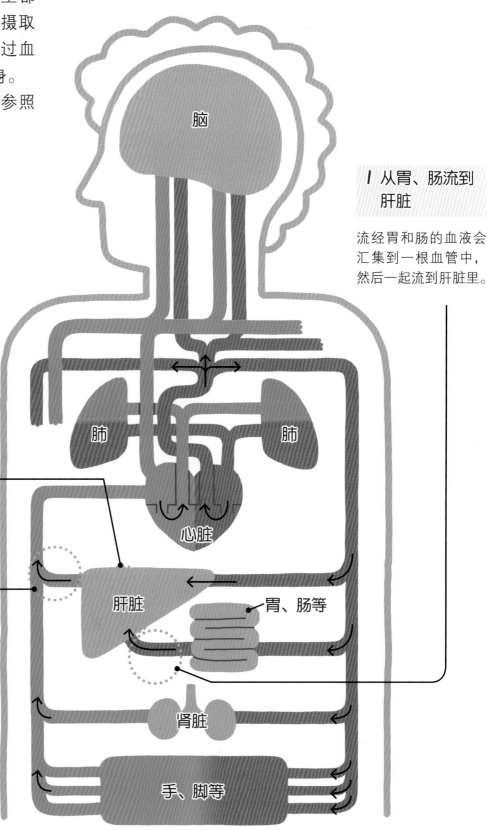

1 从胃、肠流到肝脏

流经胃和肠的血液会汇集到一根血管中，然后一起流到肝脏里。

2 转化血液中的物质

肝脏中布满了复杂的血管。血液流经此地时，血液中的物质就被转化成了新的成分。

3 流向心脏

血液带着被肝脏转化完的物质，向心脏流去。

脑

肺   肺

心脏

肝脏   胃、肠等

肾脏

手、脚等

肝脏的五大功能

肝脏主要有五种功能，它的运作方式简直就像一个超级化工厂。由此可见，肝脏是我们生存必不可少的器官。

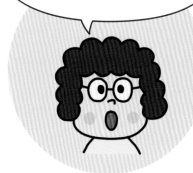

1 转化食物中的营养物质

食物中的营养物质是无法直接被人体吸收的，一定要经过转化才可以被人体吸收利用。肝脏能够将血液中的营养物质转化为容易被身体吸收的成分。

将米饭、面包等食物中的淀粉转化成容易储存的形式。

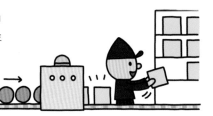

将肉类等蛋白质转化为身体各处都能使用的成分。

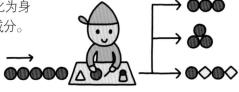

将油和脂肪转化成容易储存的形式。

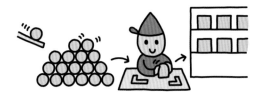

2 将能量物质储存起来，必要时再转化成糖分

米饭、面包等食物中的淀粉会被人体分解成"糖分"，这些糖分能为身体提供能量。一旦身体中的能量耗尽，身体就会出现危险。肝脏一直在监控着血液中的糖分，当糖分减少到一定量时，肝脏便将储存起来的能量物质重新转化成糖分，并释放到血液中。

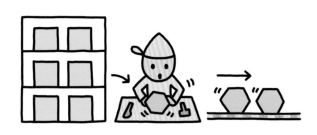

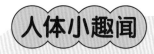

肝脏产生的热量能帮助维持体温

肝脏在转化物质时会消耗很多能量，同时也会释放一定的热量。这些热量能帮助人体将体温维持在 36℃～ 37℃。

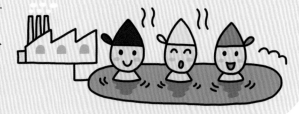

51

3 分解身体不需要的废物

肠等器官在分解蛋白质时，会产生氨类物质。氨类物质对身体是有害的，而肝脏可以将氨类物质转化成安全无毒的"尿素"，然后使其随小便一起排出体外。此外，肝脏还能分解药物和酒精这些人体里原本没有的物质，并将其排出体外。

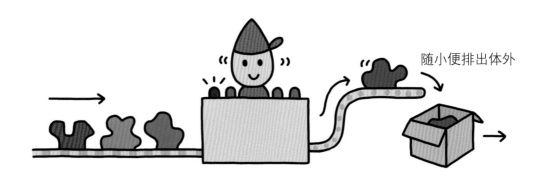

随小便排出体外

4 制造胆汁

胆汁（→ p16）是胆囊分泌的液体，它能帮助分解脂肪。

肝脏每天要制造 0.7 ～ 1 升的胆汁，然后将其送到胆囊里。胆囊将胆汁里面的水分吸收，使其变成黏稠的液体，最后再让它流入十二指肠帮助消化食物。

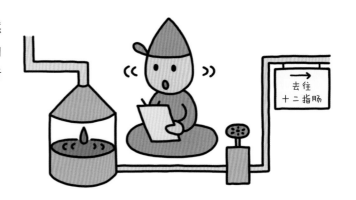

5 对红细胞进行循环利用

红细胞老化后就无法输送氧气了。老化的红细胞会被送到肝脏和脾脏进行分解。分解出来的铁可以用来制造新的红细胞，其余成分则被用于制造胆汁。

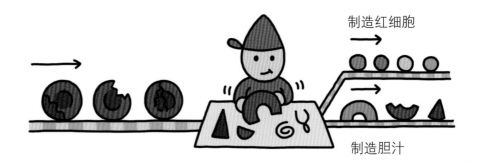

制造红细胞

制造胆汁

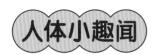
人体小趣闻

"心肝宝贝"是什么意思

有一个词叫作"心肝宝贝"，它的意思是"很关键、很重要的东西"。

既然是"心肝宝贝"，它的来源当然就是心脏和肝脏了。看来，肝脏是跟心脏同样重要的器官。

人体小趣闻

被切去一块，还能再生

人的肝脏即使被切去 3/4，也能在一个月后长成原来的大小。三个月后，连机能也能恢复如初。肝脏是人体内唯一一个可再生的器官。由此可见，肝脏对人体有多么重要。

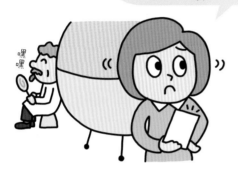

博士真是的，一到关键时刻就不见人影！！

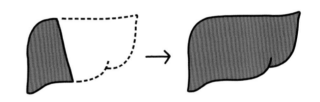

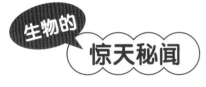
生物的 惊天秘闻

虾和螃蟹没有人类这样的肝脏，只有功能差不多的器官。

掀开螃蟹的壳，可以看到一块橙黄色的柔软部位，被称为"蟹黄"。蟹黄能储

蟹黄是螃蟹的肝脏 + 胰脏

存营养，也能转化物质，它的功能跟人类的肝脏和胰差不多。

乌贼肚子里的"肠子"其实也具有肝脏的功能。

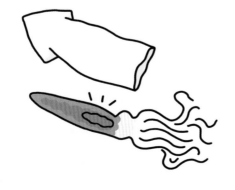

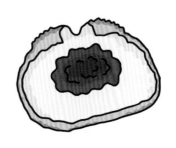

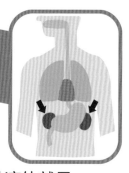

制造小便的清洁工厂
肾脏

人体不需要的东西可转化为能排出体外的液体，这种液体就是"小便"。肾脏除了负责制造小便，还有保持体内水分和矿物质平衡的功能。

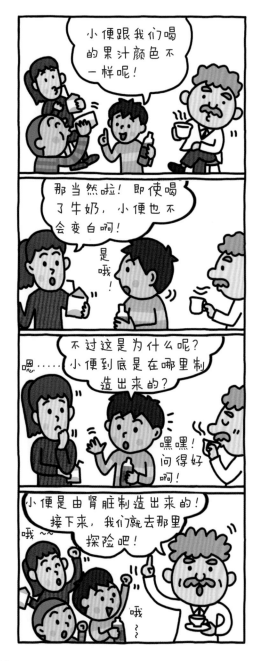

血液的清洁工厂

我们的身体经常要分解物质，比如食物和身体老化的细胞等，分解后会产生一些不需要的物质。血液在流经身体各处时会将这些物质收集起来，一起运送到肾脏里。肾脏能区分出血液中的物质哪些是需要的、哪些是不需要的，然后将不需要的物质排出体外。

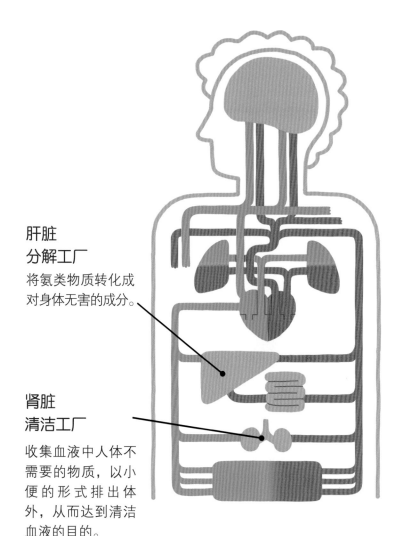

肝脏
分解工厂
将氨类物质转化成对身体无害的成分。

肾脏
清洁工厂
收集血液中人体不需要的物质，以小便的形式排出体外，从而达到清洁血液的目的。

比拳头稍大一些

肾脏的形状很像蚕豆，左右各有一个。每个肾脏重约 130 克，比拳头稍大一些。它长在后腰偏上的位置。

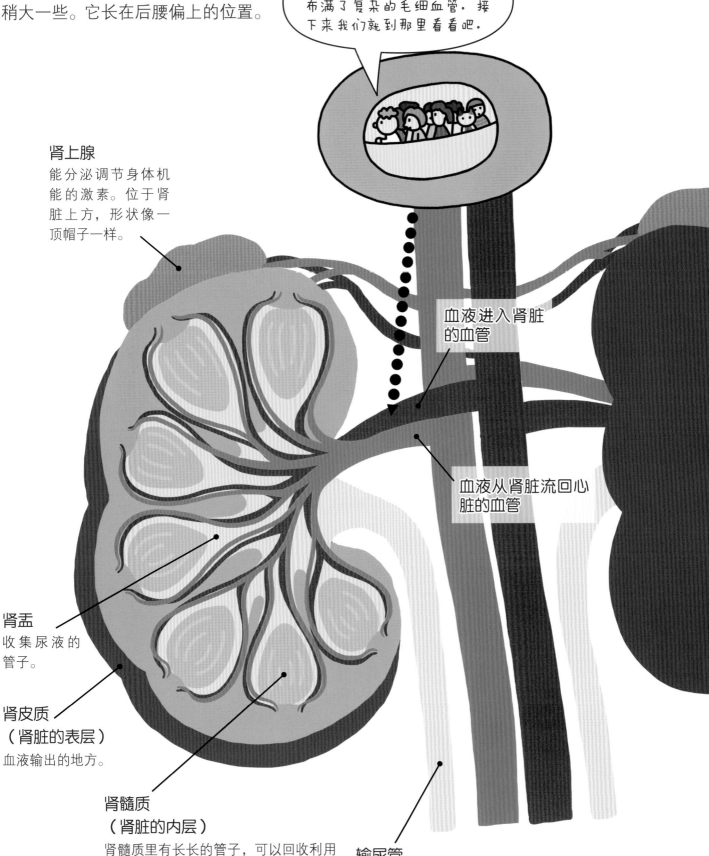

"肾皮质"和"肾髓质"里布满了复杂的毛细血管。接下来我们就到那里看看吧。

肾上腺
能分泌调节身体机能的激素。位于肾脏上方，形状像一顶帽子一样。

血液进入肾脏的血管

血液从肾脏流回心脏的血管

肾盂
收集尿液的管子。

肾皮质
（肾脏的表层）
血液输出的地方。

肾髓质
（肾脏的内层）
肾髓质里有长长的管子，可以回收利用人体需要的物质，再将不需要的物质排出去。

输尿管
将尿液输送到膀胱（→ p57）的管道。

由血液转化而成的"原始尿液"

肾脏的肾皮质上分布着很多由毛细血管形成的
小球，名为"肾小球"。毛细血管上有很多小孔，
血液中的水分会通过小孔流入包裹着小球的囊。
除了红细胞、白细胞和蛋白质等物质还会继续
留在血液里，其余物质都会流入外面的囊中，
从而形成"原始尿液"。囊上连接着很多弯弯
曲曲的管子，原始尿液会通过这些管子流入膀
胱。这种结构在肾脏里大约有 100 万个。

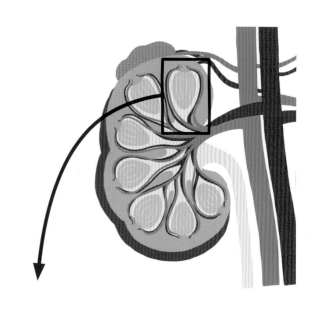

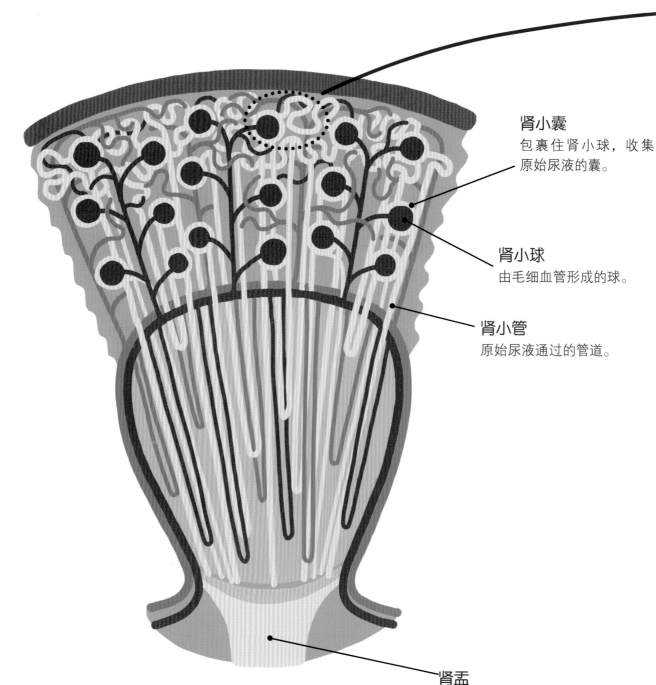

肾小囊
包裹住肾小球，收集
原始尿液的囊。

肾小球
由毛细血管形成的球。

肾小管
原始尿液通过的管道。

肾盂

参考资料：《新版人体地图》〔佐藤达夫监修/日本讲谈社〕

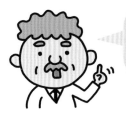

让我们仔细看看尿液的形成过程吧。

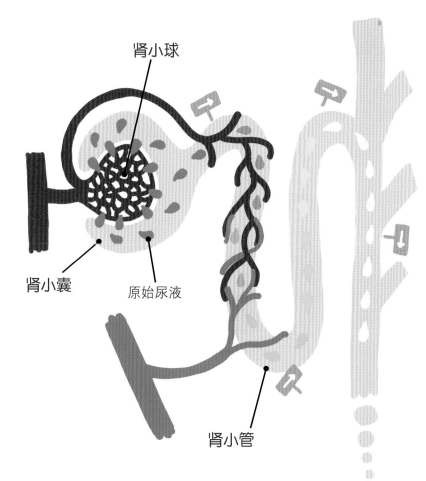

肾小球

肾小囊

原始尿液

肾小管

长 40 ～ 80 千米的回收中心

原始尿液通过的肾小管每根长 2 ～ 4 厘米。如果将两个肾脏中的肾小管都连接起来,总长度为 40 ～ 80 千米。在尿液通过这些管道的过程中,所有可回收利用的物质都会重新回到血液中。

肾小球每天能过滤 7 个钢罐的血液

由血管形成的肾小球每分钟大约可以过滤半杯血液。推算下来,一天则可以过滤 1400 ～ 1500 升的血液,这个量能装满 7 个钢罐。

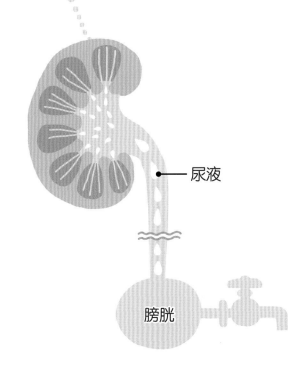

尿液

膀胱

只有 1% 的原始尿液能变成最终尿液

7 个钢罐的血液能过滤出 140 ～ 150 升的原始尿液。这个量听起来不少,但通过肾小管时,其中的 99% 都会被血管重新吸收,只有剩下的 1% 才能变成最终尿液。所以,人每天的尿液大约有 1.5 升。

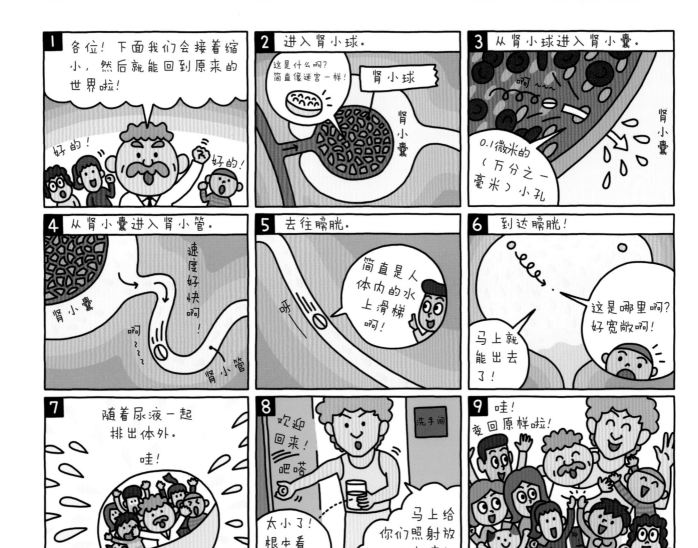

小便为什么是黄色的

小便的颜色其实是血液中红细胞（→p43~44）的颜色。老化的红细胞被肝脏分解后和血液一起流入肾脏，这时它已经转化成别的物质了，颜色也变成了黄色。

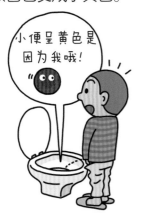

在妈妈肚子里的小宝宝也会尿尿哦

胎儿能通过脐带从妈妈的身体里获取营养。他们的身体也进行新陈代谢，当然也会排出少量的小便。胎儿的尿液很干净。这些尿液会直接排出胎儿体外进入母体，成为羊水的一部分。

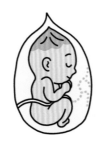

人体小趣闻

在太空中，小便会被循环利用

空间站中循环使用的水，有些是由小便过滤而来的。人每天需要两升的水才能存活，将这么多水运到太空，实在是件很困难的事。所以空间站会收集宇航员们的尿液，经过过滤和消毒后转化成饮用水。

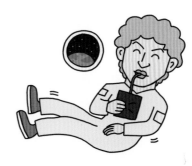

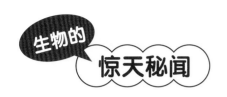
各种动物的小便

动物不会将不需要的东西储存在身体里，所以无论是什么动物，都是要排便的。但是，不同的动物，排便的方式有所不同。

昆虫

昆虫的大小便是同时排出的。蝉的排泄物很像小便，但其实里面也混有大便。就连蚊子也会大小便——它们会将排泄物蹭到其他物体上。

鱼和青蛙

鱼和青蛙也会小便。海里的鱼会喝下大量的海水，但它们排出的小便很少；而河里和池塘里的淡水鱼几乎不喝水，但它们会排出大量稀薄的小便。鱼体内的水与周围的水"浓度"不同时，它们会利用小便进行调节，让体内水的浓度一直保持稳定。

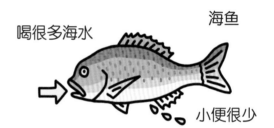

喝很多海水　　海鱼

小便很少

几乎不喝水　　淡水鱼

小便很多

鸟

鸟类也会小便，但它们小便中的水分都被吸收了，所以小便基本呈白色块状。鸟类只有一个排泄用的泄殖腔，大便和小便是一起排出的。鸟粪上经常带一些白色物质，那其实就是鸟的小便。

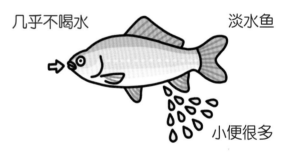

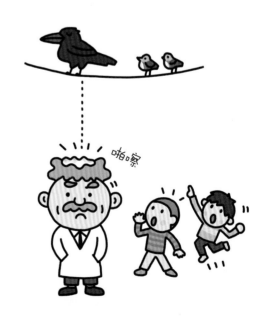

啪嚓

眼、耳、鼻和人脑之旅

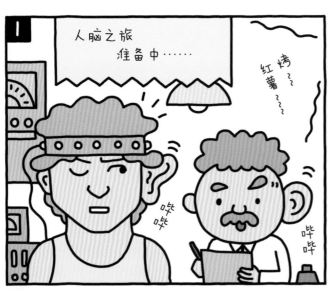

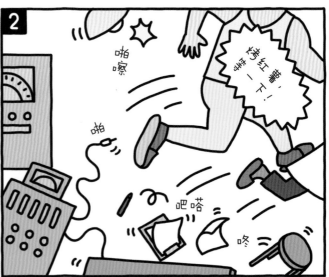

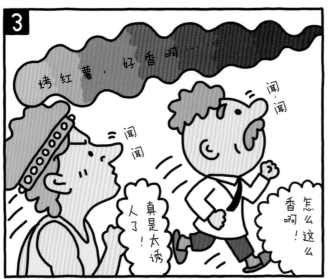

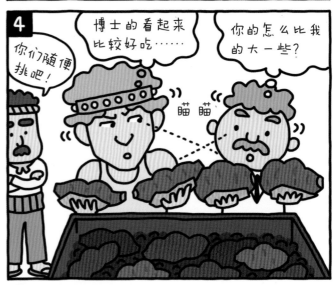

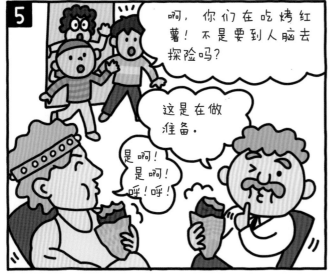

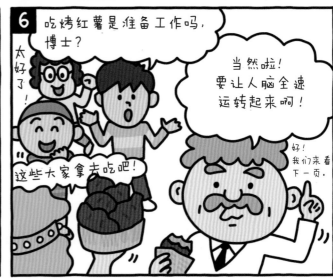

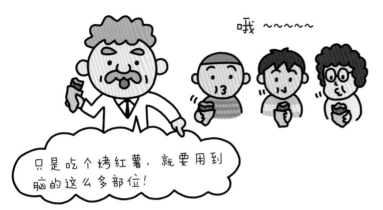

哦~~~~~

只是吃个烤红薯，就要用到脑的这么多部位！

眼睛、鼻子、耳朵、舌头和皮肤等接收到的信息，脑都能"感觉"到。不同器官接收的信号会传达到脑中不同的区域，比如眼睛看到的会传达到脑后方，而耳朵听到的则会传达到脑上方。

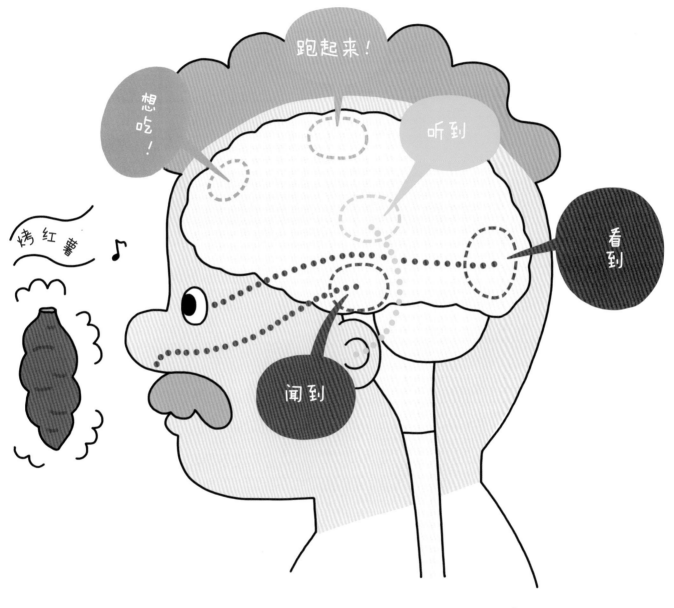

跑起来！

想吃！

听到

看到

烤红薯 ♪

闻到

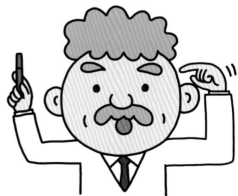

说话、尝味道、奔跑、活动手臂等，我们所做的大部分事情都要靠脑来指挥！下面就跟我一起到脑和感觉器官中去探险吧！

能映射东西的超级相机
眼睛

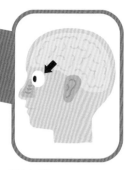

我们能通过眼睛看到眼前的事物。其实，眼睛里也有像透镜和胶卷一样的东西，我们看的过程跟用相机拍摄差不多。

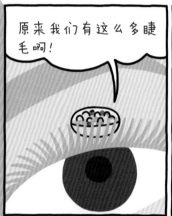

原来我们有这么多睫毛啊！

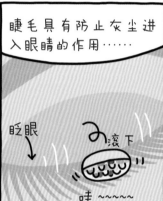

睫毛具有防止灰尘进入眼睛的作用……

眨眼

滚下

哇~~~~~

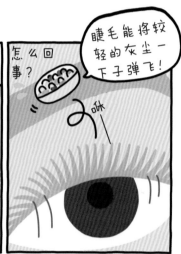

怎么回事？

睫毛能将较轻的灰尘一下子弹飞！

咪

眉毛
能防止汗或水流入眼睛。左右两边的眉毛加起来大约有1300根。

眼睑
也就是我们所说的"眼皮"，能抵挡寒气，防止干燥。

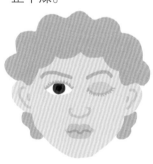

睫毛
长在眼睑边缘的细毛。能阻挡灰尘侵入眼内。上睫毛有100～150根，下睫毛有50～70根。

瞳（瞳孔）
光线进入的地方。

虹膜
瞳孔周围的环形薄膜。所含色素决定眼睛的颜色。

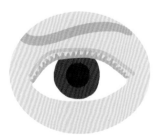

在暗处，瞳孔会变大。

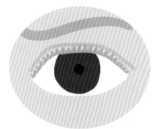

在亮处，瞳孔会变小。

眨眼是在为眼球做清洁

眨眼时会分泌出少量的眼泪。它不但能防止眼睛干燥，还能清洁眼球表面的脏东西。婴儿一分钟眨眼 3 ～ 13 次，成人一分钟眨眼 20 次左右。

眼睛的颜色是怎么来的

眼睛的颜色是由虹膜里色素的数量和大小决定的。色素数量少的人，眼睛是蓝色的。色素稍微增加一些，眼睛就会变成绿色。中国人的眼睛大多是深棕色的，这种颜色的眼睛在世界上也是最多的。另外，蓝眼睛的婴儿长大后，眼睛也可能变成灰色或棕色。

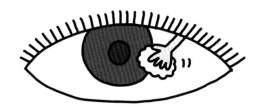

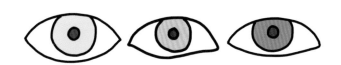

眼球上连接着六块肌肉

成人的眼球直径为 2.3 ～ 2.4 厘米，跟大一点的橡皮球差不多大小。眼球的质地很柔软，重量约为 7.4 克。它正好能被放进颅骨（→ p87）的"眼窝"里。人的眼球上连接着六块肌肉，平时我们就是用它们转动眼球，去看想看的事物的。

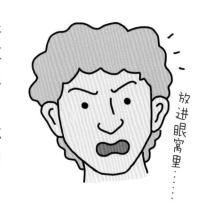

放进眼窝里……

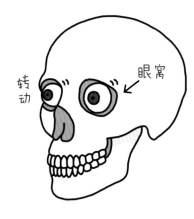

转动

眼窝

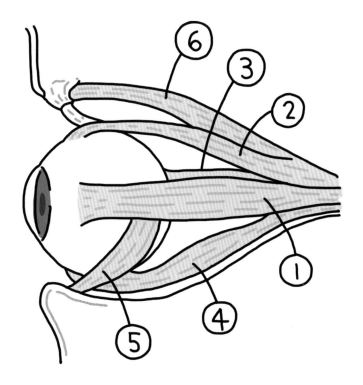

眼睛的构造是什么样的

眼睛是由充当透镜的"晶状体"、占据大部分体积的"玻璃体"，还有三种膜组成的。
下面让我们边跟相机做对比，边认识一下它的构造。

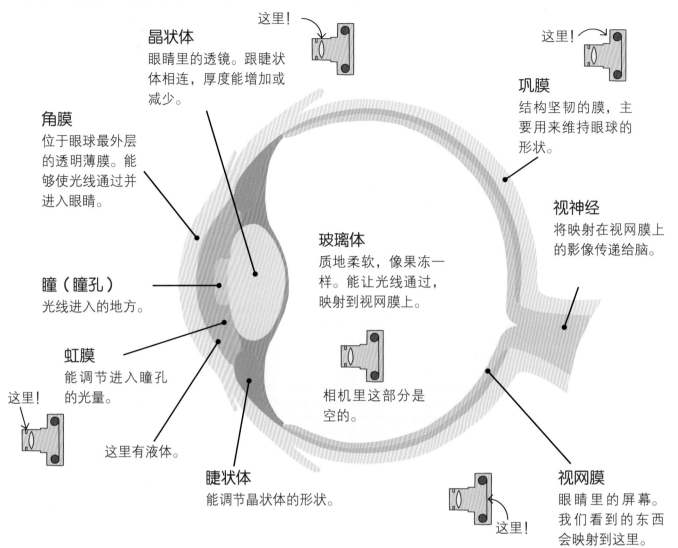

晶状体
眼睛里的透镜。跟睫状体相连，厚度能增加或减少。

这里！

巩膜
结构坚韧的膜，主要用来维持眼球的形状。

角膜
位于眼球最外层的透明薄膜。能够使光线通过并进入眼睛。

这里！

视神经
将映射在视网膜上的影像传递给脑。

玻璃体
质地柔软，像果冻一样。能让光线通过，映射到视网膜上。

瞳（瞳孔）
光线进入的地方。

虹膜
能调节进入瞳孔的光量。

相机里这部分是空的。

这里！

这里有液体。

睫状体
能调节晶状体的形状。

视网膜
眼睛里的屏幕。我们看到的东西会映射到这里。

这里！

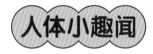

人体小趣闻

眼睛跟相机很像

其实，人看东西的原理跟相机拍照很像。眼睛看见的东西会映射到视网膜上，然后通过神经传递到脑。

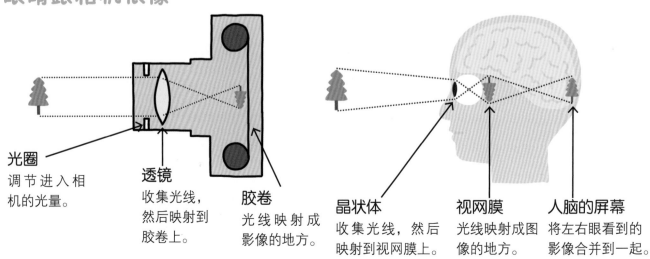

光圈
调节进入相机的光量。

透镜
收集光线，然后映射到胶卷上。

胶卷
光线映射成影像的地方。

晶状体
收集光线，然后映射到视网膜上。

视网膜
光线映射成图像的地方。

人脑的屏幕
将左右眼看到的影像合并到一起。

看东西的原理

将眼睛看见的东西映射到视网膜上，其实还不算"看见了"。将映射到视网膜上的影像通过神经传递到脑，我们才算真的"看见了"。

另外，左眼和右眼看到的东西会有微小的差异。脑会将左右眼看到的图像合并到一起，这样，我们看到的东西才是立体的。

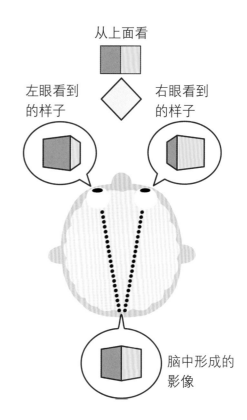

从上面看

左眼看到的样子

右眼看到的样子

脑中形成的影像

看看哪只是你的惯用眼!

人平时做事时有惯用手，比如左撇子和右撇子。其实我们不只有惯用手，还有惯用眼。大家可以在眼前 20 ～ 30 厘米处立起一根铅笔，然后在远处找一根木棍，让这根铅笔与木棍重合起来。接下来保持不动，分别闭上左右眼，哪只眼睛看到的仍然是重合状态，哪只眼睛就是你的惯用眼。

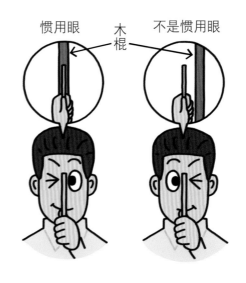

惯用眼　　木棍　　不是惯用眼

其实，眼睛也会"对焦"哦!

用相机拍照时，可通过前后挪动相机来对焦，使拍出的照片更清晰。人在看东西时，也会通过调节晶状体的厚度，让远处和近处的东西都能被看清楚，这个过程其实跟相机的对焦差不多。调节晶状体厚度时，要用到名为"睫状体"的肌肉。具体过程请参见右图。

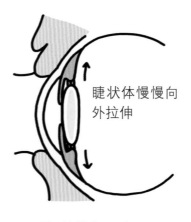

睫状体慢慢向外拉伸

看远处的东西时

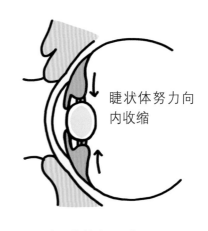

睫状体努力向内收缩

看近处的东西时

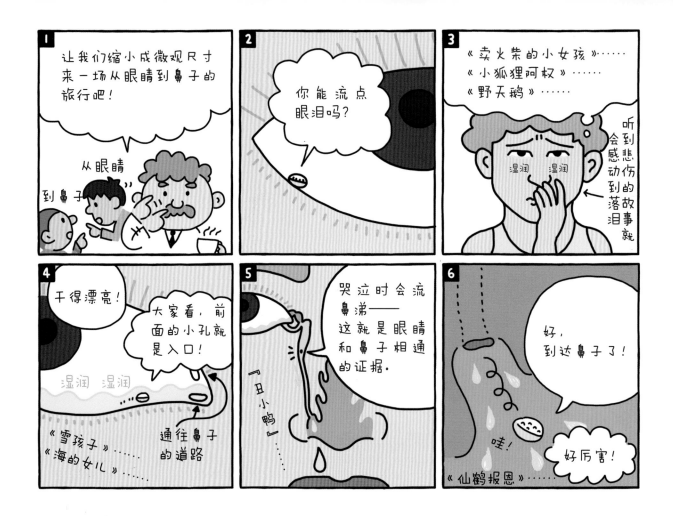

眼泪是从哪里来的，又将到哪里去呢

眼泪是由位于上眼皮后面的"泪腺"分泌出来的。人醒着的时候，泪腺会一直分泌眼泪，眼泪从泪腺的一条细细的管道中流出，通过眨眼分布到眼球表面。然后，眼泪会从眼角的两个小孔流入鼻腔里。每次只会流入 0.002 毫升，这个量非常少，所以人是感觉不到的。

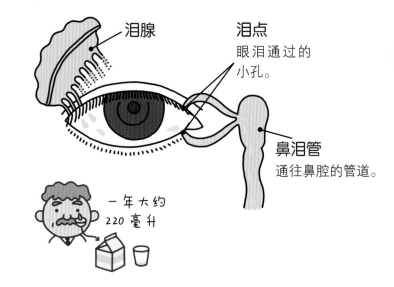

眼泪有杀菌作用

眼泪的主要成分是水，其他成分还有盐和蛋白质。眼泪不仅能清洗眼睛，还能给角膜提供营养。除此之外，眼泪中还有"溶菌酶"，能起到杀菌的作用。

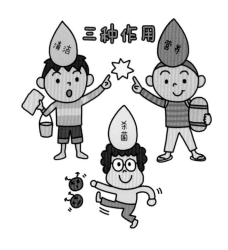

各种动物的眼睛

眼睛比脑还重的鸵鸟

鸵鸟的眼睛非常大，眼球直径达5厘米，重60克。而它的脑重量只有40克，比眼球还要轻。鸵鸟的视力比秃鹫和鹰的视力还要好，连3～4千米外的东西都能看得一清二楚。

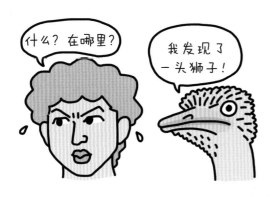

各种动物眼睛的构造

不同动物的生活环境和习性各不相同，它们的眼睛构造也有很大区别。

昆虫

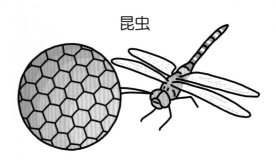

昆虫的眼睛是由很多小小的复眼组成的。虽然它们看得不是很远，但所有的方位都能观察到。

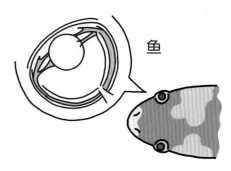

鱼的眼睛里长着一个圆圆的像玻璃珠一样的透镜（晶状体）。鱼的眼睛不会干，所以鱼是没有眼睑的。

有两层睫毛的骆驼

骆驼的眼睛上长着醒目的长睫毛，其实，在这层长睫毛下还长着很多短睫毛。也就是说，骆驼有长短两层睫毛，这些睫毛能防止沙子进入它的眼睛。

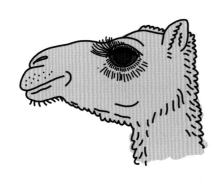

鸟类和蛙类

鸟类和蛙类的眼睛里长着一层名为"瞬膜"的半透明薄膜。它们的眼睑是上下开合的，但瞬膜却是左右开合的。瞬膜能防风、防灰尘，还能防止眼睛干燥。

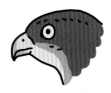

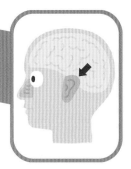

耳朵

耳朵位于脸的两侧，左右各有一只。除了外部的可见部分，其实鼓膜内侧还有接收和传递声音的构造，这些都是耳朵的一部分。

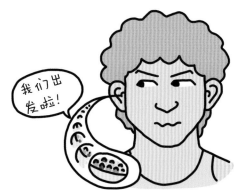

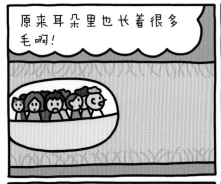

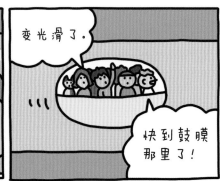

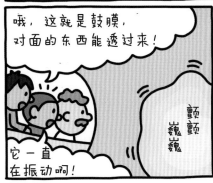

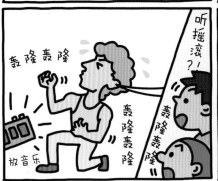

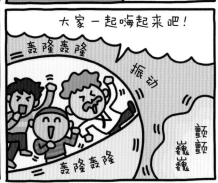

"耳朵是心灵的入口"

很久以前的古人觉得耳朵是通往心灵的入口。古埃及人认为，人出生时，灵魂会从右耳进入身体；死亡时，灵魂会从左耳离开。寺庙中佛像的耳朵通常都很大，据说这是为了倾听世人的声音。

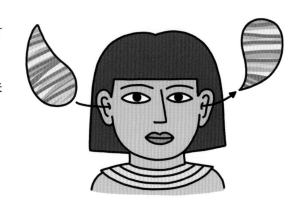

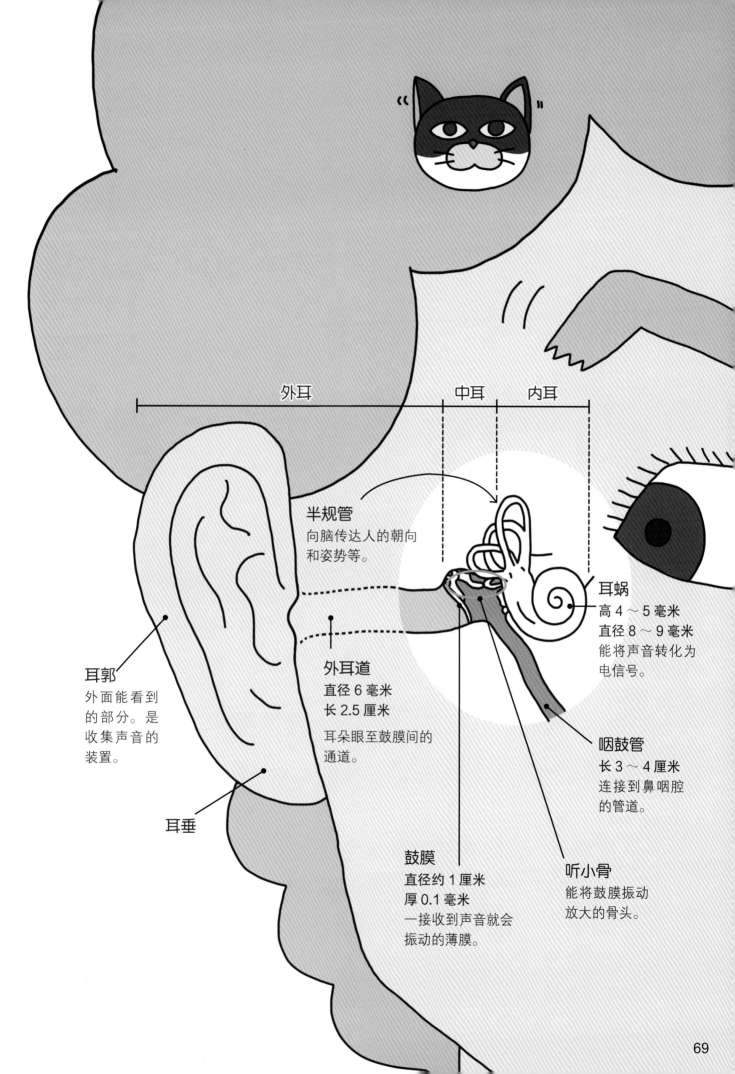

外耳　　　　　中耳　　内耳

半规管
向脑传达人的朝向
和姿势等。

耳蜗
高 4～5 毫米
直径 8～9 毫米
能将声音转化为
电信号。

耳郭
外面能看到
的部分。是
收集声音的
装置。

外耳道
直径 6 毫米
长 2.5 厘米
耳朵眼至鼓膜间的
通道。

咽鼓管
长 3～4 厘米
连接到鼻咽腔
的管道。

耳垂

鼓膜
直径约 1 厘米
厚 0.1 毫米
一接收到声音就会
振动的薄膜。

听小骨
能将鼓膜振动
放大的骨头。

听见声音的原理

鼓被"咚"的一声敲响后，摸一下鼓面，能感到一阵细微的振动。这种振动传导到空气里，再传导到耳朵里，就成了声音。

空气的振动进入耳朵使鼓膜振动，然后传到中耳、内耳，最终传到脑。直到这时，我们才能真正听到声音。

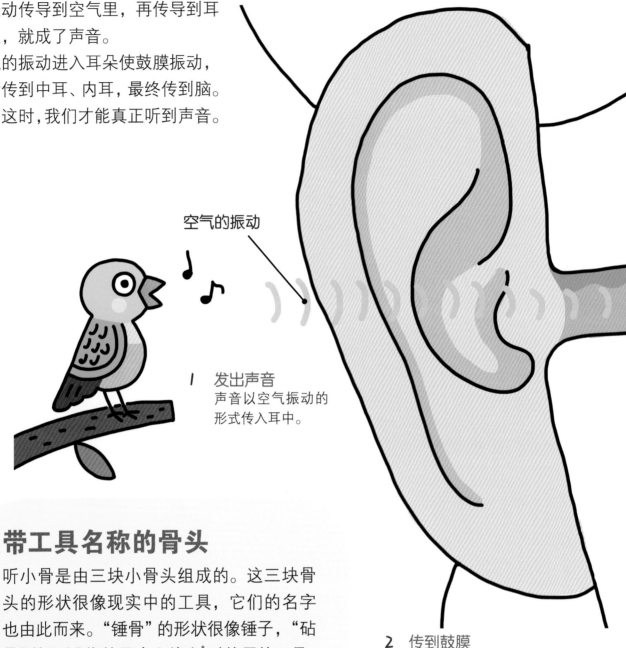

空气的振动

1　发出声音
声音以空气振动的
形式传入耳中。

带工具名称的骨头

听小骨是由三块小骨头组成的。这三块骨头的形状很像现实中的工具，它们的名字也由此而来。"锤骨"的形状很像锤子，"砧骨"的"砧"指的是古人捣衣*时使用的工具，"镫骨"的"镫"则是指骑马用的脚蹬。

2　传到鼓膜
空气的振动进入耳朵，让鼓膜振动。

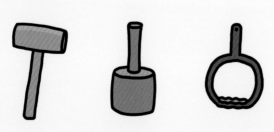

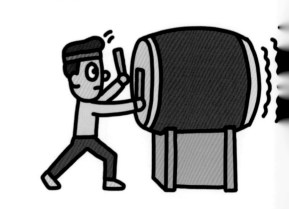

*捣衣：在古代，人们把织好的布铺在平滑的砧板上，把布用木棒敲平变柔软，方便裁剪制作衣服。

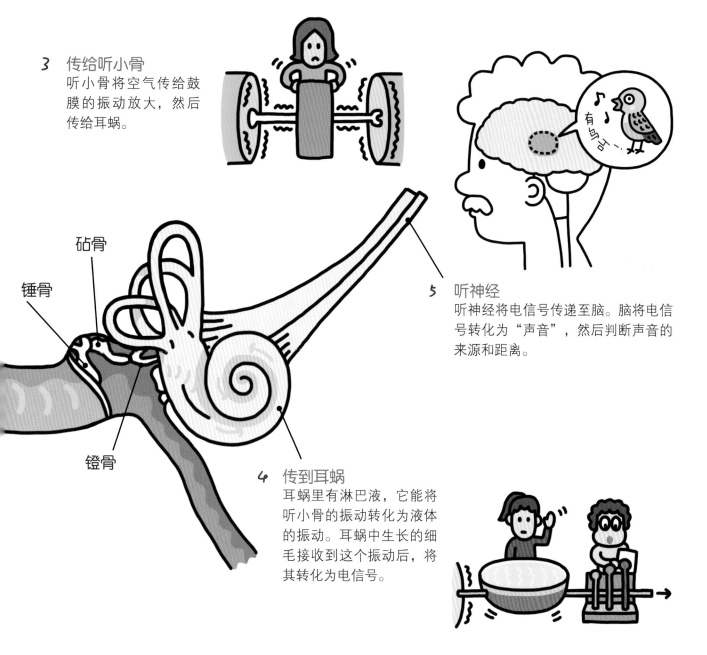

3 传给听小骨
听小骨将空气传给鼓膜的振动放大，然后传给耳蜗。

砧骨

锤骨

镫骨

5 听神经
听神经将电信号传递至脑。脑将电信号转化为"声音"，然后判断声音的来源和距离。

4 传到耳蜗
耳蜗里有淋巴液，它能将听小骨的振动转化为液体的振动。耳蜗中生长的细毛接收到这个振动后，将其转化为电信号。

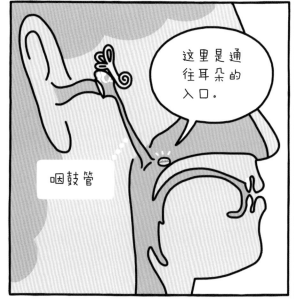

这里是通往耳朵的入口。

咽鼓管

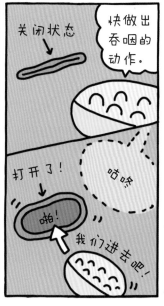

关闭状态

快做出吞咽的动作。

打开了！

咕咚

啪！

我们进去吧！

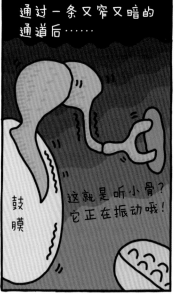

通过一条又窄又暗的通道后……

鼓膜

这就是听小骨？它正在振动哦！

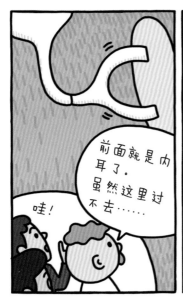
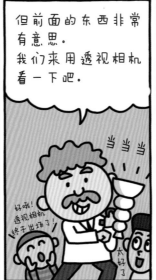
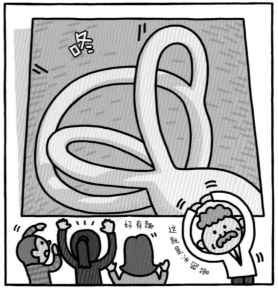

维持平衡的三个环状管

耳朵除了听声音，还有一个非常重要的功能。

耳蜗里的三个环状管学名为"半规管"。半规管里有淋巴液，淋巴液的倾斜和动态能转化成电信号传达至脑。脑会根据眼睛传来的信息和半规管传来的信息调整姿势并维持身体的平衡。

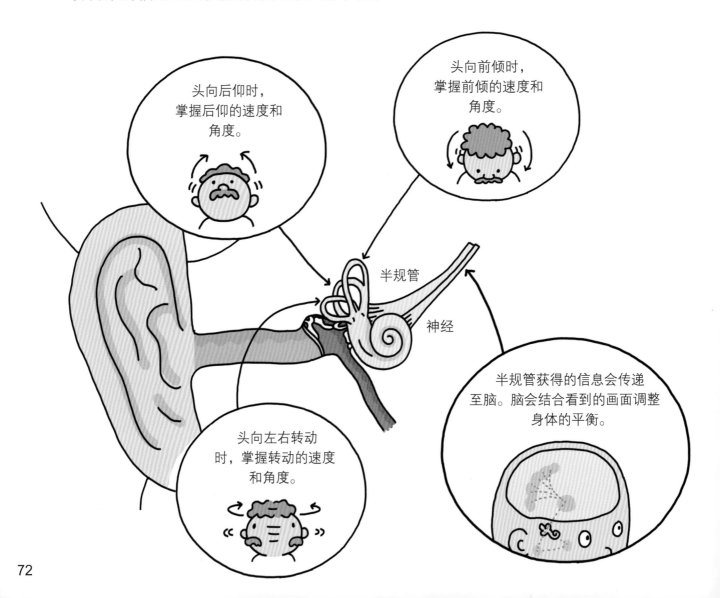

为什么坐了游乐园的设施后会头晕目眩

在游乐园坐完旋转咖啡杯和云霄飞车等设施后，经常会觉得头晕目眩。这是因为半规管里的淋巴液还在继续旋转，脑就以为身体还在转动。这时只要保持不动，等淋巴液完全平静下来，头就不会晕了。

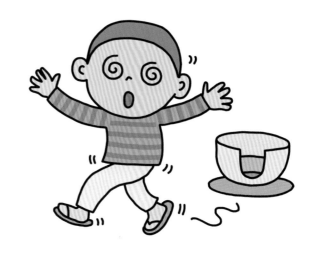

生物的 **惊天秘闻**

动物中的听力冠军

声音的高低是由空气振动的频率决定的，它的单位是"赫兹"。赫兹越小，声音越低。反之，赫兹越大，声音越高。

人类能听到 20 ～ 20000 赫兹的声音。动物中的听力冠军是海豚，它能听到 20 ～ 300000 赫兹的声音。蝙蝠最高能听到 150000 赫兹的声音，猫能听到 70 ～ 80000 赫兹的声音。

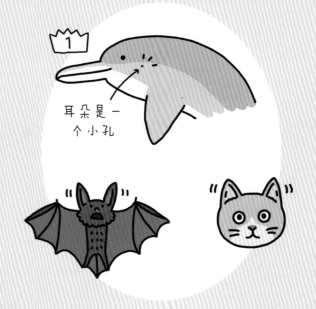

耳朵是一个小孔

昆虫有耳朵吗

昆虫也要依赖声音生存，它们当然也有耳朵。飞蝗的耳朵在它的后足根部，蟋蟀的耳朵在前足上，蜜蜂的耳朵在触须上。昆虫能捕捉到人类听不到的声音，借此判断雌性的位置和空气的流向。

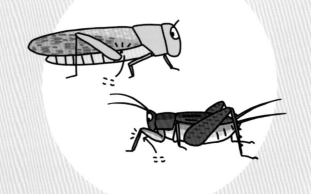

鼻子

鼻子是呼吸时空气进出的通道。此外，它还有闻味道的功能。

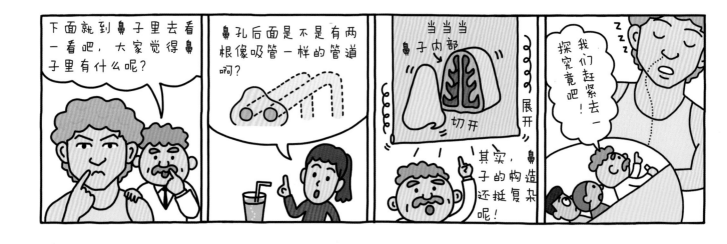

净化空气的管道

空气中有很多肉眼不可见的灰尘和细菌。吸进鼻子的空气在通过鼻腔时，灰尘会被清理干净，空气同时变得温暖而湿润。为了保护肺部，鼻子会净化空气并将其调整成适宜的温度和湿度。

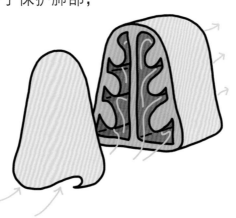

空气会通过鼻腔内的褶皱，经过复杂的方式进入咽喉。

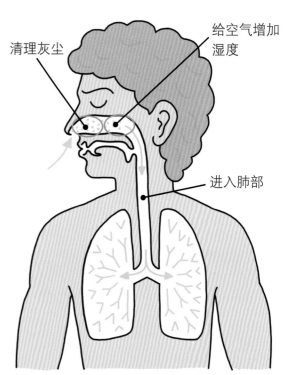

清理灰尘

给空气增加湿度

进入肺部

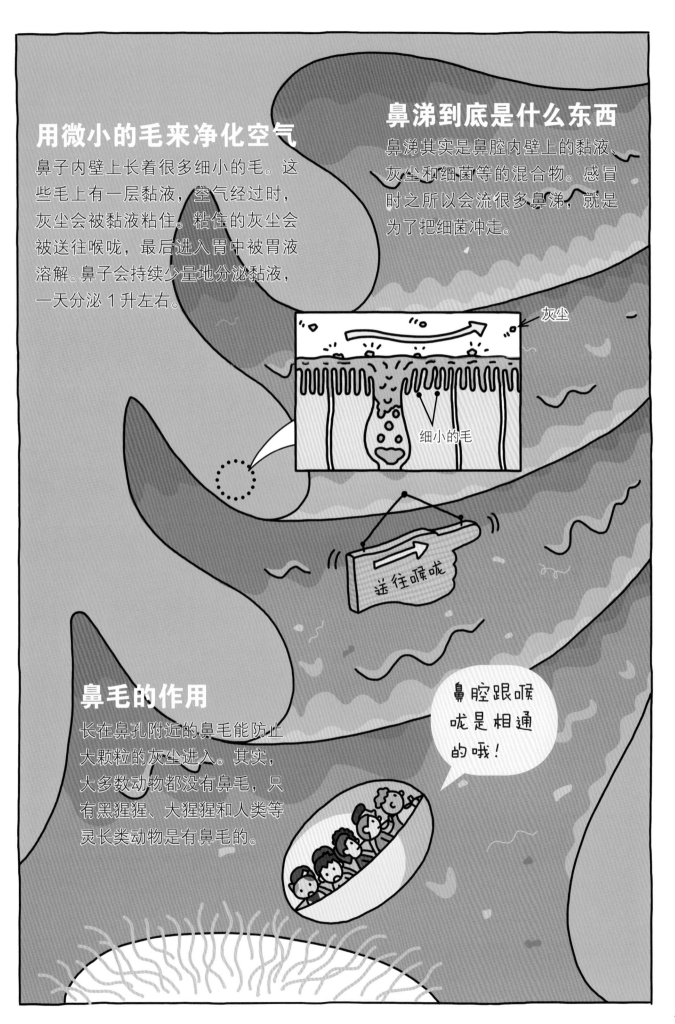

用微小的毛来净化空气

鼻子内壁上长着很多细小的毛。这些毛上有一层黏液，空气经过时，灰尘会被黏液粘住。粘住的灰尘会被送往喉咙，最后进入胃中被胃液溶解。鼻子会持续少量地分泌黏液，一天分泌 1 升左右。

鼻涕到底是什么东西

鼻涕其实是鼻腔内壁上的黏液、灰尘和细菌等的混合物。感冒时之所以会流很多鼻涕，就是为了把细菌冲走。

灰尘

细小的毛

送往喉咙

鼻毛的作用

长在鼻孔附近的鼻毛能防止大颗粒的灰尘进入。其实，大多数动物都没有鼻毛，只有黑猩猩、大猩猩和人类等灵长类动物是有鼻毛的。

鼻腔跟喉咙是相通的哦！

闻味道的原理

鼻孔的最上方有一个嗅觉感受器，上面长着名为"嗅毛"的细毛。嗅毛上有一层黏液，黏液能粘住飘进来的嗅觉微粒，然后获取嗅觉信息。接下来，嗅觉信息就会被传递至脑。

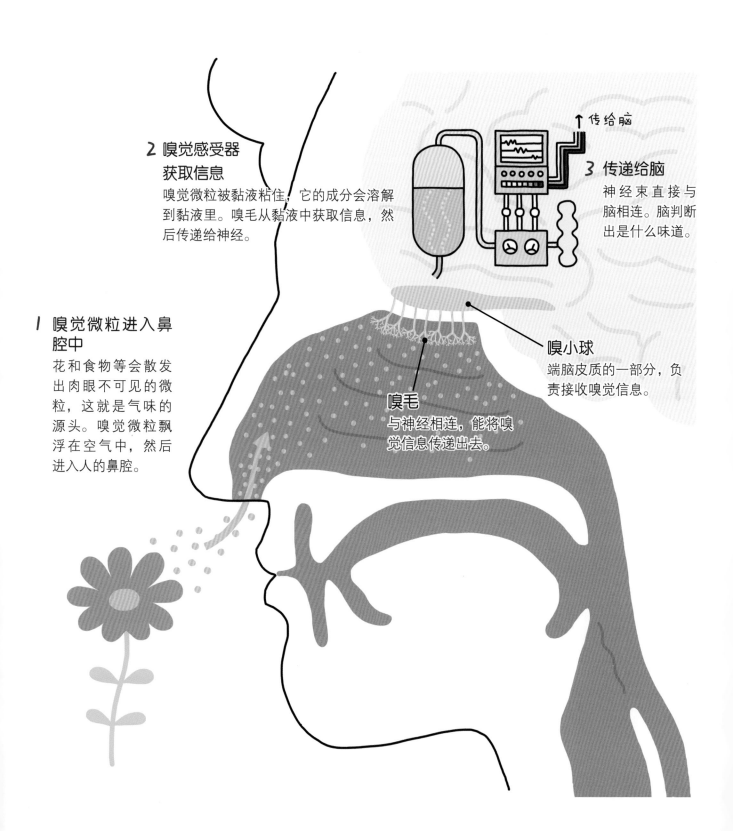

2 嗅觉感受器获取信息
嗅觉微粒被黏液粘住，它的成分会溶解到黏液里。嗅毛从黏液中获取信息，然后传递给神经。

传给脑 ↑

3 传递给脑
神经束直接与脑相连。脑判断出是什么味道。

嗅小球
端脑皮质的一部分，负责接收嗅觉信息。

嗅毛
与神经相连，能将嗅觉信息传递出去。

1 嗅觉微粒进入鼻腔中
花和食物等会散发出肉眼不可见的微粒，这就是气味的源头。嗅觉微粒飘浮在空气中，然后进入人的鼻腔。

人体研究趣闻

嗅觉系统的奥秘

曾经在很长一段时间里，人们都没弄清嗅觉的原理。后来，一位名叫琳达·巴克的博士想到，既然眼睛有亮度和颜色的感受器，鼻子也应该有类似的感受器。经过研究，琳达博士和另一位科学家发现了人体"气味感受器"的大型基因家族。她们也因此获得了2004年诺贝尔生理学或医学奖。

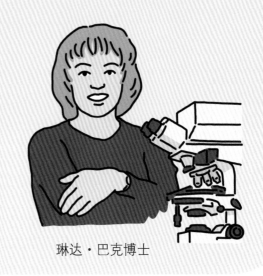

琳达·巴克博士

其他动物的鼻子都长在哪里

昆虫用触须充当鼻子，它们通过触须感知气味和温度。鱼用眼睛前方的四个小孔来感知味道，当水流进小孔时，它就能获取溶解在水中的嗅觉信息。蛇主要靠嘴里的一个特殊部位感知空气中的气味，它会用舌头粘住嗅觉微粒，然后放到那个部位获取嗅觉信息。

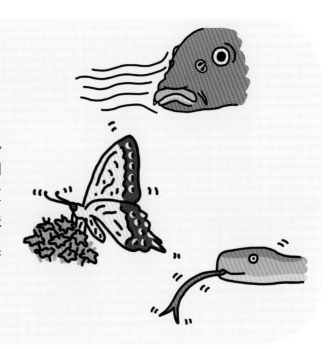

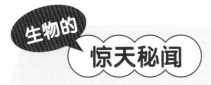

能发现癌症的狗

据说狗的嗅觉要比人类强一百万倍。经过训练，狗能协助警察缉毒。有一只名叫玛琳的狗甚至能通过一个人小便的气味判断他是否得了癌症，就算是很初期的癌症，它也能发现。

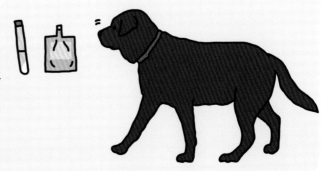

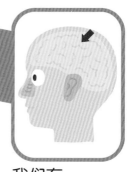

身体和心理的控制中心
脑

我们会看东西、闻味道、走路、起床、睡觉、上厕所；我们有时开心，有时难过，有时又觉得很沮丧……这所有的一切都跟脑有关。脑是我们人类生存不可或缺的一部分。

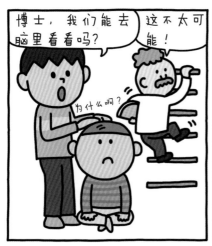 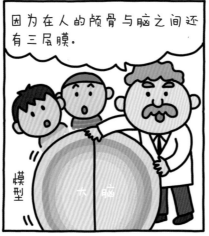 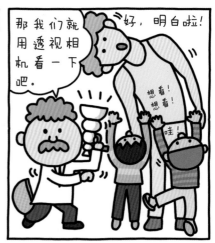

脑主要在儿童时期发育

刚出生的婴儿的脑只有 400 克左右，等长到 6 岁时，就能达到成人脑重量的 90%。在这个过程中，神经细胞（→ p82）并没有增加多少，只是脑中传递信息的神经网慢慢地形成了。

保护脑的三层膜

脑的质地像豆腐一样柔软，但被坚硬的颅骨（→ p87）和三层膜保护着。第二层膜名为"蛛网膜"，它的构造像蜘蛛网一样，而且中间含有液体（从血管渗出的液体），能起到缓冲作用。

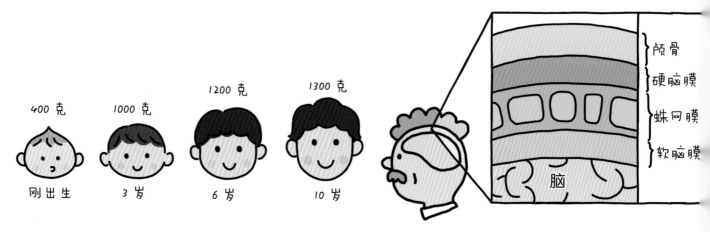

脑的构造

人脑大致可以分为四个部分，分别为大脑、小脑、脑干和间脑。间脑位于脑部中央，在下图中是看不见的。脑又分为左脑和右脑，它们被很多像线一样的神经纤维束（胼胝体）连接在一起。左脑主要负责文字、语言和计算，右脑主要负责理解空间和图形等。

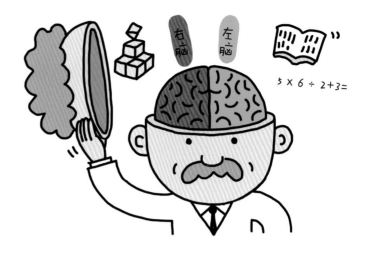

将人脑褶皱平铺开，大约有一页报纸那么大

脑的成长速度比颅骨的成长速度快，而且脑外部的成长速度也比内部的成长速度快。科学家们认为，这就是脑产生褶皱的原因。据说，如果将人脑的褶皱平铺开，面积大约有一页报纸那么大。

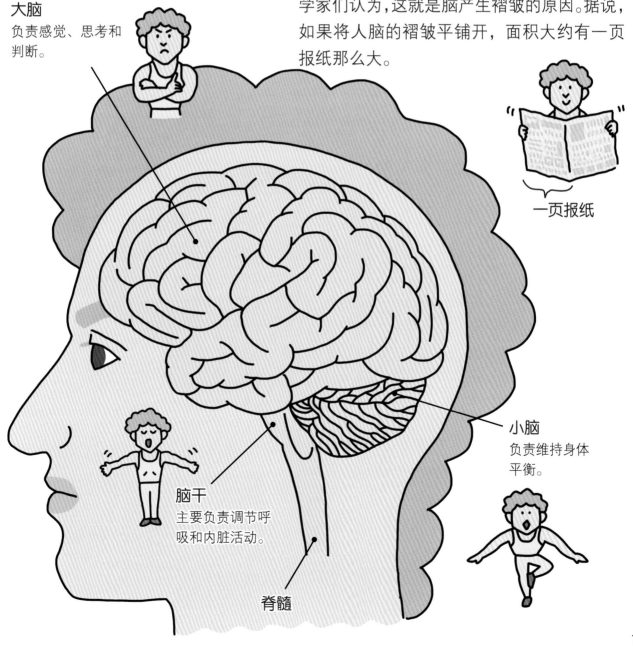

大脑
负责感觉、思考和判断。

一页报纸

小脑
负责维持身体平衡。

脑干
主要负责调节呼吸和内脏活动。

脊髓

人脑的功能

人脑可以按下图分为四个部分，每个部分都有各自的分工。图中所示的只是大脑皮层的功能。脑深处的功能是做出"喜欢""讨厌""困了""饿了"等基础性的判断，这与蛇、乌龟等爬虫类和其他动物差不多。

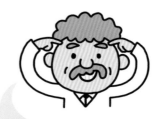

虚线外的部分其实也一直在运作着。它们能从虚线内的部位接收大量信息，然后做出复杂的判断。

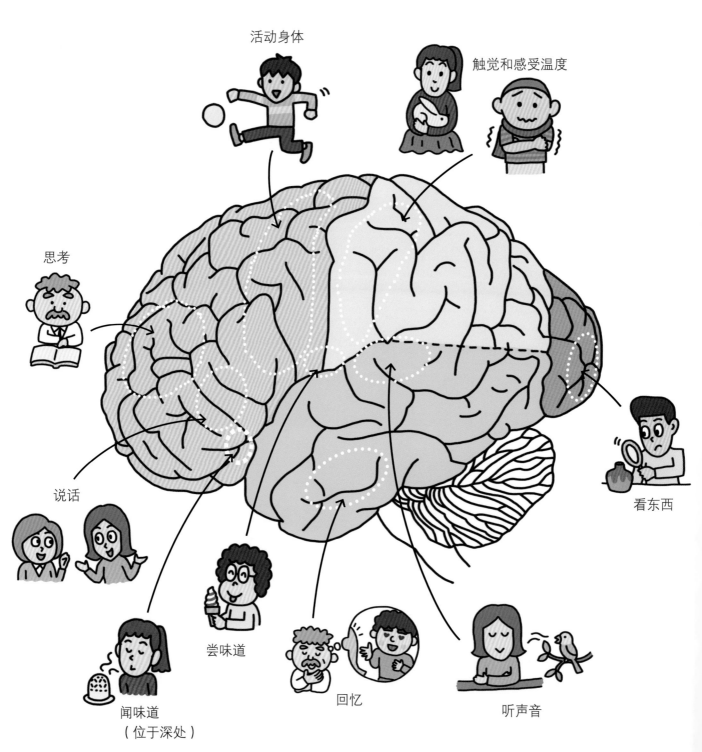

思考

说话

闻味道
（位于深处）

尝味道

活动身体

触觉和感受温度

看东西

回忆

听声音

"发现锹形虫了!"这时,人脑会怎样

发现树上的锹形虫并想捉住它时,脑会按照右图的顺序传递信息,然后向手传达指令。由此可见,即使是很平常的行为,也会用到整个脑部。

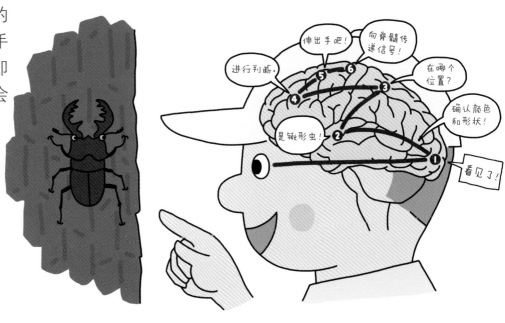

是否脑越重的人越聪明

每个人的脑重量都不一样。日本人的平均脑重量请参见右图,虽然女性的脑重量比男性的脑重量轻一些,但神经(→p82)数量却没什么差别。也就是说,脑的重量与聪明与否并没有直接关系。顺便一提,著名作家夏目漱石的脑重量为 1425 克,而伟大的物理学家爱因斯坦的脑重量只有 1230 克。

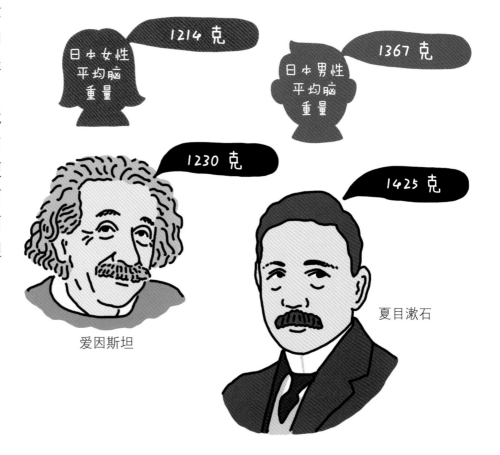

长达 100 万千米的神经网

神经是身体中传达各种信息的通道。脑中有大量的神经，它们像网络一样纵横交错。如果将脑内所有的神经连接起来，全长可达 100 万千米。

如果将大脑表层放到微观世界观察，就是下图这样。可以看到许许多多的细胞互相连接，形成了神经网。

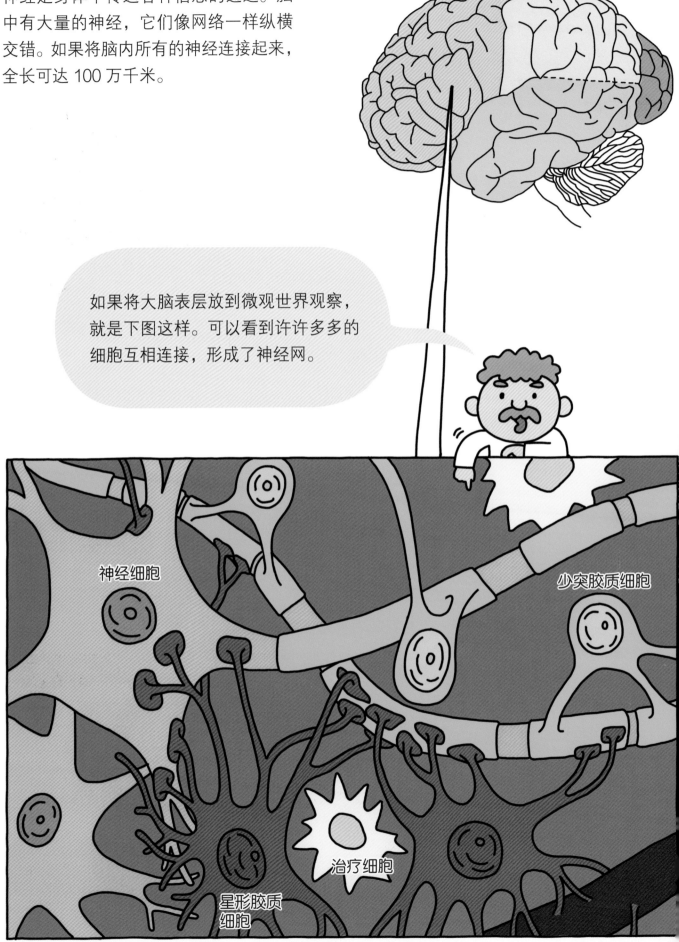

神经细胞

少突胶质细胞

治疗细胞

星形胶质细胞

参考资料：《解剖生理的趣味学习法》（增田敦子监修／日本医学艺术社）

整个网络的主角——神经细胞

神经细胞是由细胞体和突起组成的。突起分为轴突和树突，树突有很多分支，这些分支都与其他神经细胞相连。人脑中有超过 1000 亿个神经细胞，它们纵横交错，形成了非常复杂的网络。从身体传来的信息在人脑内能以每秒 100 米的速度传递。

辅助神经细胞的伙伴们

在神经细胞网络的空隙里，还有很多其他种类的细胞。它们能辅助神经细胞。

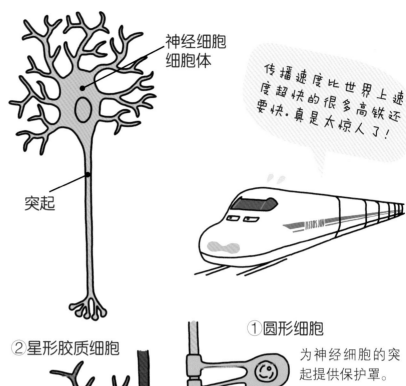

神经细胞细胞体

突起

传播速度比世界上速度超快的很多高铁还要快，真是太惊人了！

②星形胶质细胞

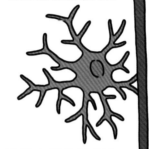

连接血管和神经细胞，负责运输营养。

①圆形细胞

为神经细胞的突起提供保护罩。

③治疗细胞

治疗神经细胞的破损部位。

生物的 惊天秘闻

脑的占比

让我们来看看动物们的脑重量吧。抹香鲸的脑重量为 9.2 千克，大象的脑重量为 6 千克。这个数字听起来挺吓人，但与它们的身体相比，就显得微不足道了。而人类的脑重量约占体重的 1/50，从比例上来看，人脑可以说是相当重了。

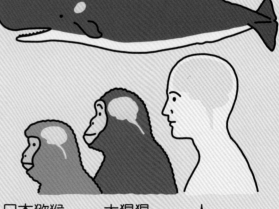

大象 6000 克
占体重的 0.12%

抹香鲸 9200 克
占体重的 0.018%

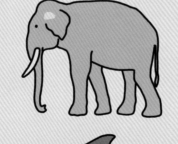

宽吻海豚
1500 克
占体重的 0.6%

日本猕猴
75 克
占体重的 0.58%

大猩猩
500 克
占体重的 0.3%

人
1200～1350 克
占体重的 1.93%

骨骼与肌肉的观察日记

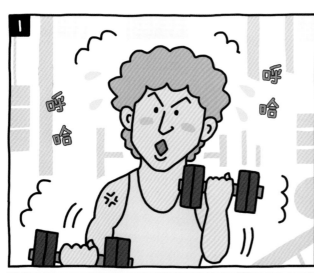

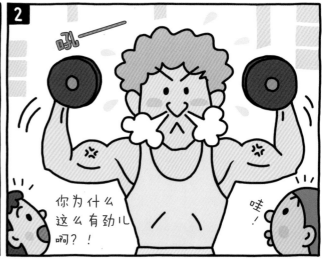

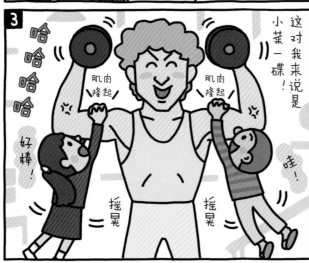

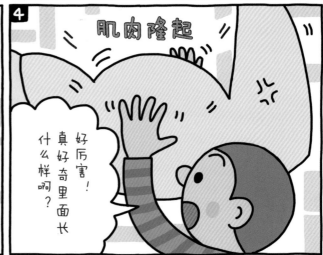

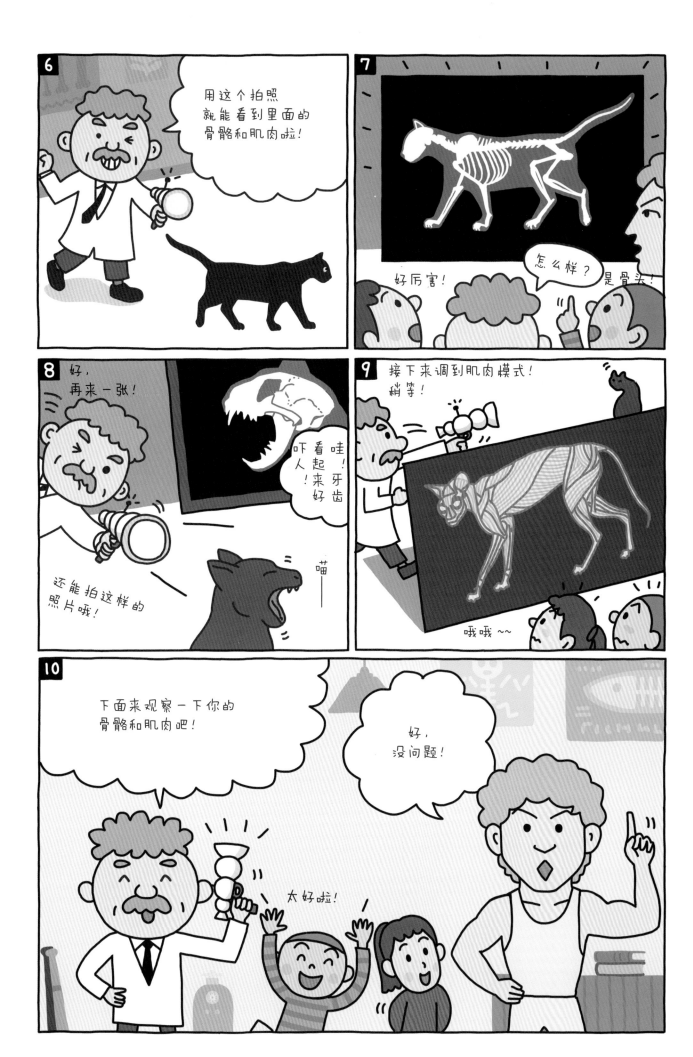

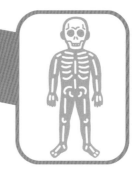

骨骼

骨骼能支撑身体，也能保护脑、肺、胃、肠等器官。除此之外，骨骼还可以制造血液并储存人体所需的钙质。

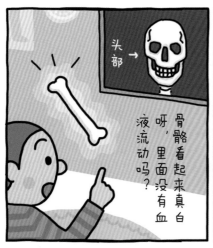

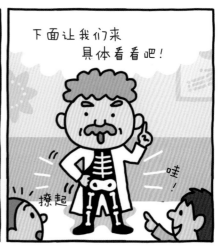

骨骼的数量不是一个定值

人类大约有 206 块骨头，但这只是大致的数字而已。以尾骨为例，它的数量就不是固定的，一般来说是 3～5 块。刚出生的婴儿很多骨头都没有连接起来，所以婴儿骨头的总数会超过 300 块。

最大的骨头和最小的骨头

人体内最大的骨头是股骨。成年男性的股骨长约 45 厘米。最小的骨头是耳朵里的镫骨（→p70～71），它的长度只有 3 毫米左右。这 200 多块大小形状各不相同的骨头组合到一起，就形成了支撑人体的骨架。

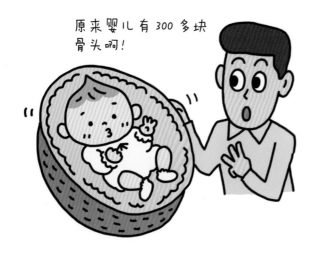

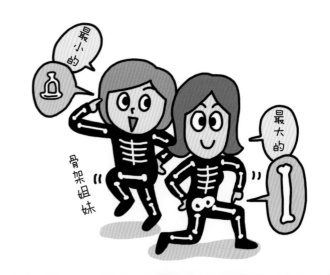

由 23 块骨头组成的立体拼图

人类的颅是由 23 块骨头组成的。每块骨头的边缘都呈锯齿状，这样它们才能牢牢地咬合在一起，而且骨头之间有纤维连接，所以绝对不会脱落。为了保护重要的脑，颅的构造非常坚固。

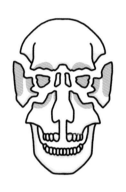
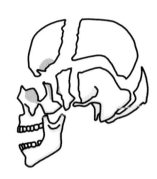

颅

胸骨

锁骨

肩胛骨

肱骨

肋骨

桡骨

尺骨

骨盆

尾骨

人手上有 27 块骨头

股骨

髌骨

胫骨

腓骨

人脚上有 26 块骨头

33 层的 S 形高塔

脊柱是贯穿整个后背的大型骨骼，它由 33 块骨头组成，从侧面看呈 S 形。脊柱中间有椎管，内有名为"脊髓"的神经束。脊髓是连接脑和身体的重要神经。

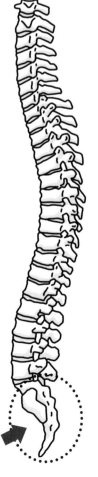

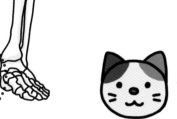
这里原本是尾巴中的骨骼哦！

骨骼的连接处——关节

人体有很多可以弯折的部位，比如手肘、膝盖和手指、脚趾等，我们将这些部位称为"关节"。构成关节的骨头被一种既坚韧又轻薄、像橡胶一样的东西连接在一起。

关节可以分为几种，每种关节都有其特定的活动方式。

肩部

脖子和手肘上部等

大拇指根部

手腕

大腿根部

膝盖的构造

股骨和胫骨被一种名为"韧带"的致密结缔组织连接在一起。除此之外，这两块骨头之间还有软骨和保护关节的液体，所以它们不会相互摩擦，能够顺畅地活动。

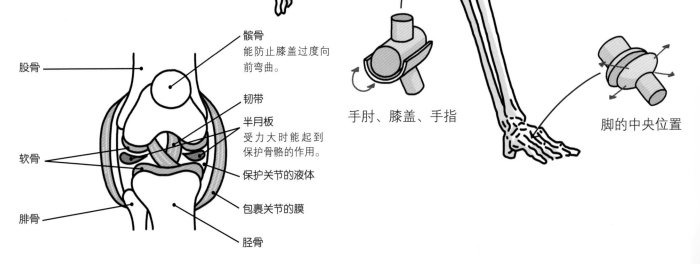

股骨

软骨

腓骨

髌骨
能防止膝盖过度向前弯曲。

韧带

半月板
受力大时能起到保护骨骼的作用。

保护关节的液体

包裹关节的膜

胫骨

手肘、膝盖、手指

脚的中央位置

骨骼的构造

像海绵一样的布满网眼的构造

将骨头纵向剖开，可以看到两端是像海绵一样的带网眼的构造，中间则是有造血功能的骨髓。红细胞就是在这里制造出来，然后进入血管的。这种像管子一样的构造既能承受住外界施加的压力，又能使骨头变得更轻、更结实。

骨髓

虽然很轻，但非常结实

骨骼跟牙齿一样，都是由钙质构成的，骨骼的硬度在人体中仅次于牙齿。虽然支撑身体需要有一定的硬度，但太硬的东西很容易折断。因此骨骼内部分布着很多由蛋白质构成的纤维，这些纤维让骨骼变得更有韧性，不会轻易折断。

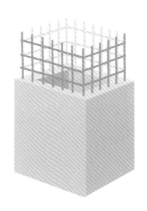

骨骼是造血工厂

骨髓能制造出红细胞、白细胞和血小板等，是当之无愧的造血工厂。它每天要制造2000亿个红细胞，然后将它们输送至身体各处。

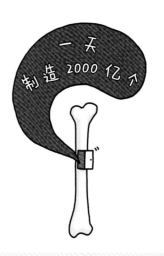

一天制造2000亿个

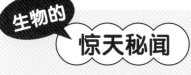

生物的 **惊天秘闻**

由胸鳍和腹鳍进化而来的四肢

包括人类在内，很多动物都拥有四肢。四肢最早是由鱼类的胸鳍和腹鳍进化而来的。大约在三亿多年前，用鳍行走的生物出现了，它们是蛙类的祖先。又经过漫长的时间，它们慢慢地进化成了拥有四肢的生物。

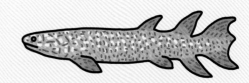

远古的鱼类·真掌鳍鱼

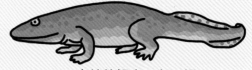

青蛙的祖先·鱼石螈

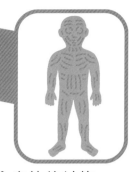

让身体活动起来的主角

肌肉

肌肉能通过收缩和伸展让身体活动起来。支撑整个身体的结构是骨骼，而让骨骼活动起来的则是肌肉。只有骨骼和肌肉相互配合，人才能做出行走、拿东西等动作。

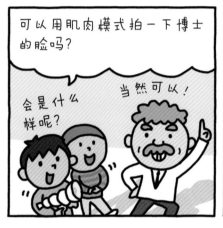

可以用肌肉模式拍一下博士的脸吗？

会是什么样呢？

当然可以！

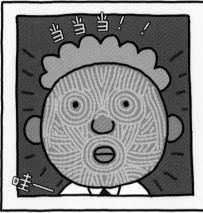

当当当！！

哇——

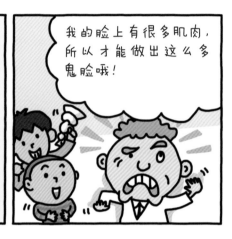

我的脸上有很多肌肉，所以才能做出这么多鬼脸哦！

人体内共有三类肌肉

除了身体，肌肉也能让心脏、胃、肠等器官活动起来。人体的肌肉主要分为三类，每类肌肉的特点和活动方式各不相同。

肌肉约占体重的一半

在人体中，肌肉的重量约占体重的一半。大腿、臀部等腰部以下的部位分布着大块的肌肉，人主要靠它们来支撑身体。

即使在不活动时，肌肉也会持续发热，帮助人体维持体温。

①心肌
构成心脏的肌肉，不受意志支配，一直都在不停地运动。

③骨骼肌
两端附着在骨骼上的肌肉，活动受人的意志支配。能瞬间动起来，但不擅长长时间地运动。

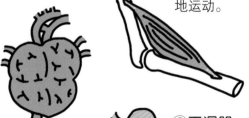

②平滑肌
构成胃、肠、膀胱等内脏的肌肉，运动不受人的意志支配，可以缓慢、长时间地运动。

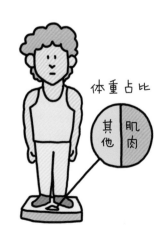

体重占比

其他 肌肉

找找自己身体里的肌肉吧

人的身体里有 300 多种肌肉，共计 650 块。很多肌肉位于人体内部，从表面看不出来。请大家参照下图，找找自己身体里的肌肉吧。

颈阔肌

收缩前颈，活动嘴唇。

* 嘴角向下撇时，用的就是这块肌肉。

胸大肌

活动上臂。

* 双手合十，用力推手掌，这时就是胸大肌在发力。

三角肌

活动肩膀。

* 将一只手放在肩膀下方，同时试着摇晃另一只手。

肱二头肌

活动手肘。

* 弯曲手肘，尝试做出"秀肌肉"的动作。

指浅屈肌

活动食指、中指、无名指、小指这四根手指。活动手腕。

* 伸出手反复做握拳和摊开手掌的动作，用的就是这块肌肉。

腹直肌

身体前屈时用到的肌肉。

* 做腹肌运动时，这块肌肉会变硬。

胫骨前肌

活动脚腕。

* 抬起前脚掌时，小腿上变硬的部位。

股四头肌

膝关节的屈伸。

* 上台阶时，用的就是这块肌肉。

比目鱼肌

与跟腱相连，能使脚腕活动。

* 踮起脚尖站立时发力的部位。

肌肉能连接骨骼并让骨骼活动

大多数肌肉的两端都是附着在骨骼上的。与骨骼相连的部分像一条又硬又结实的绳子，我们称之为"肌腱"。位于脚后跟上方的跟腱，是人体中最大、最有力的肌腱。肌肉通过收缩来拉动骨骼，从而使身体动起来。

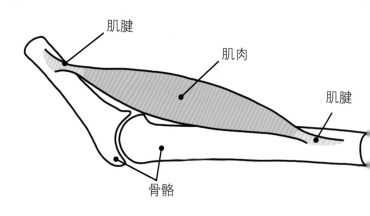

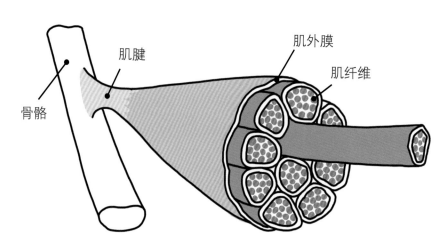

肌肉是由细长的肌纤维构成的

肌肉是由直径 0.01 ～ 0.1 毫米的细长肌纤维构成的。像细线一样的肌纤维会组成纤维束，这些纤维束聚集在一起，外面包裹着一层肌外膜就形成了肌肉。

肌肉是怎样练出来的

如果肌纤维承受很大的力，构成肌纤维的细胞就会有损伤。之后，受损细胞会得到修复，修复完毕后，肌纤维会变得比原来更粗、更有力。运动员身上的肌肉就是这样练出来的。

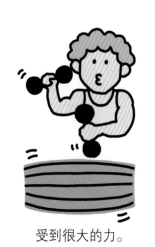

受到很大的力。　　构成肌纤维的细胞有损伤。　　修复受损部位。　　肌纤维变得更粗、更有力。

身体活动的原理

人之所以能凭借自己的意志活动，是因为脑通过神经向肌肉传达了指令。如果没有脑的指令，就无法让肌肉活动。

比如动手臂，指令先是以电信号的形式传递到脊髓，然后再传递到连接手臂肌肉的神经，这样，手臂就动起来了。

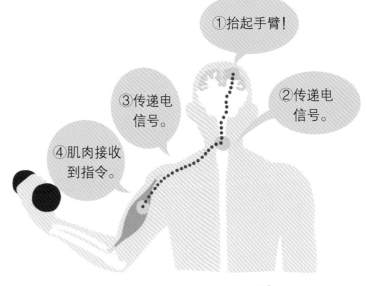

①抬起手臂！

②传递电信号。

③传递电信号。

④肌肉接收到指令。

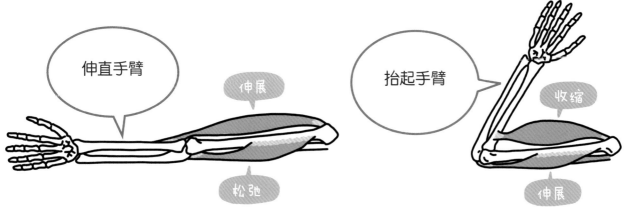

伸直手臂

伸展

松弛

抬起手臂

收缩

伸展

接收到抬起手臂的指令之前，上臂上面的肌肉是伸展的，下面的肌肉是松弛的。

然后，接收到指令的肌肉开始收缩，同时，手臂下方的肌肉开始伸展，从而使前臂向上举起，手肘弯折。

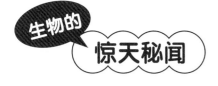

生物的

惊天秘闻

红肌和白肌

肌肉分为两种，一种是红色的，叫作红肌；一种是白色的，叫作白肌。红肌耐力强，可以长时间使用，而白肌则有瞬间的爆发力。人类的红肌和白肌是像马赛克一样交错分布的，但鱼类的就分得很清。像经常进行远距离游动的金枪鱼和鲣鱼，体内的红肌占比较大；而像比目鱼和鲽鱼这类平时不爱游动、只有逃离天敌时才会快速游动的鱼，体内白肌的占比较大。

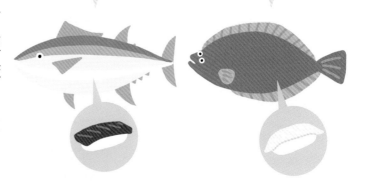

红肌里有很多和红细胞中蛋白质相似的成分，所以红肌看起来是红色的！

在白肌中，类似红细胞中蛋白质的成分很少，所以白肌看起来是白色的！

不可思议的人体之旅

人体原来是由各种器官和部分组成的啊！这场旅行让我觉得很震撼啊！

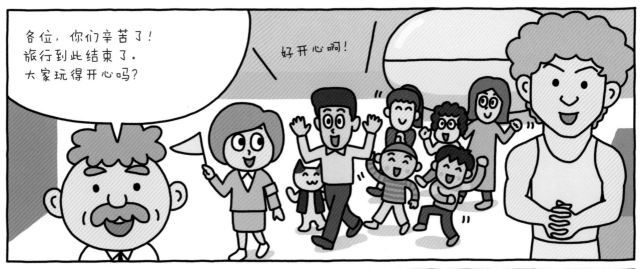

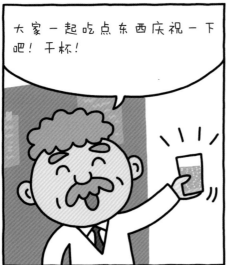

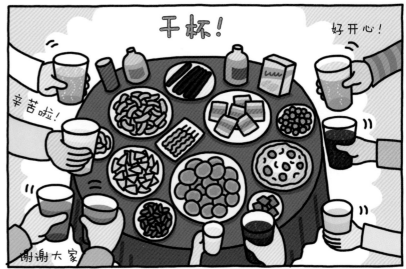

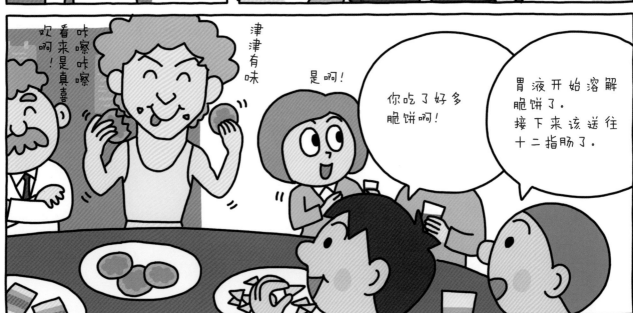

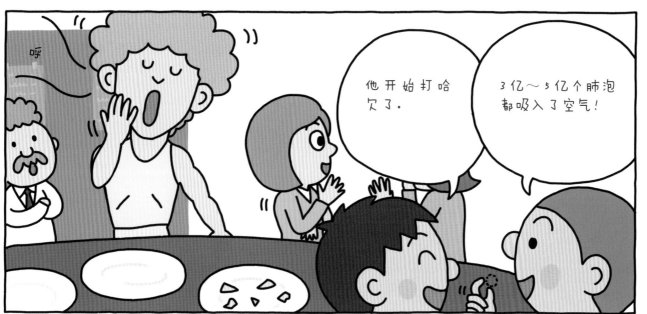

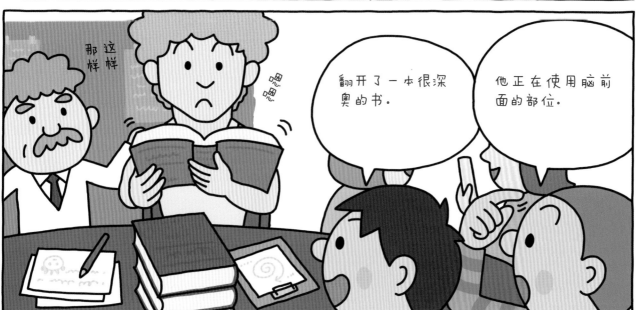

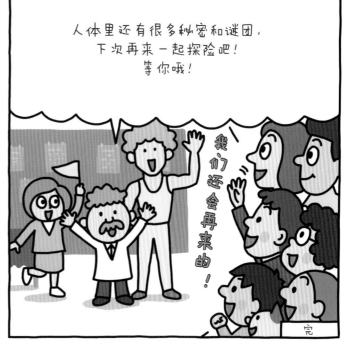

图书在版编目（CIP）数据

我们的身体. 1, 微观探险 / (日) 西本修, (日) 佐
野洋美著 ; (日) 坂井建雄, (日) 笹山雄一监修 ; 王宇
佳译. -- 海口 : 南海出版公司, 2022.2
　　（奇妙图书馆）
　　ISBN 978-7-5442-9792-9

　　Ⅰ. ①我… Ⅱ. ①西… ②佐… ③坂… ④笹… ⑤王
… Ⅲ. ①人体－少儿读物 Ⅳ. ①R32-49

　　中国版本图书馆CIP数据核字(2021)第161151号

著作权合同登记号　　图字：30-2021-077
TITLE：［からだのふしぎ］
BY：［にしもと おさむ、さの ひろみ］
Copyright © Osamu Nishimoto, Hiromi Sano, 2016
Original Japanese language edition published in 2016 by SEKAIBUNKA HOLDINGS INC.
All rights reserved. No part of this book may be reproduced in any form without the written
permission of the publisher.
Chinese (in Simplified Character only) translation rights arranged with SEKAIBUNKA
Publising Inc., Tokyo through NIPPAN IPS Co., Ltd.

本书由日本世界文化社授权北京书中缘图书有限公司出品并由南海出版公司在中国范
围内独家出版本书中文简体字版本。

WOMEN DE SHENTI: WEIGUAN TANXIAN

我们的身体：微观探险

策划制作：北京书锦缘咨询有限公司（www.booklink.com.cn）
总 策 划：陈　庆
策　　划：姚　兰

作　　者：［日］西本修　　［日］佐野洋美
监　　修：［日］笹山雄一
译　　者：王宇佳
责任编辑：张　媛
排版设计：柯秀翠
出版发行：南海出版公司 电话：（0898）66568511（出版）　（0898）65350227（发行）
社　　址：海南省海口市海秀中路51号星华大厦五楼　邮编：570206
电子信箱：nhpublishing@163.com
经　　销：新华书店
印　　刷：北京瑞禾彩色印刷有限公司
开　　本：889毫米×1194毫米　　1/16
印　　张：13
字　　数：212千
版　　次：2022年2月第1版　　2022年2月第1次印刷
书　　号：ISBN 978-7-5442-9792-9
定　　价：148.00元（全2册）

日文版图书制作人员（均为日籍）：

校对：元水社

设计：森设计事务所

编辑：饭田猛

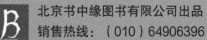
北京书中缘图书有限公司出品

销售热线：（010）64906396

商务合作：（010）64413519-817

关注微信公众号，了解更多精彩图书

书中缘

益趣研究所

公文式教育